Carl-Auer

Zu diesem Buch steht ein Interview zum Lesen und Sprechen von Trancetexten als Audiodatei bereit:

www.carl-auer.de/tranceperlen

Ghita Benaguid (Hrsg.)

Tranceperlen

Hypnotherapie von Frau zu Frau

Zweite Auflage, 2021

Themenreihe »Hypnose und Hypnotherapie«
hrsg. von Bernhard Trenkle
Reihengestaltung: Uwe Göbel
Umschlagfoto: © Katrin Berkenkamp, www.12zwoelf.de
Satz: Drißner-Design u. DTP, Meßstetten
Printed in Germany
Druck und Bindung: CPI books GmbH, Leck

MIX
Papier aus verantwortungsvollen Quellen
FSC
www.fsc.org
FSC® C083411

CPI klimaneutral
Mehr Bäume.Weniger CO_2

Zweite Auflage, 2021
ISBN 978-3-8497-0270-0 (Printausgabe)
ISBN 978-3-8497-8179-8 (ePUB)

Bibliografische Information der Deutschen Nationalbibliothek:
Die Deutsche Nationalbibliothek verzeichnet diese Publikation
in der Deutschen Nationalbibliografie; detaillierte bibliografische
Daten sind im Internet über http://dnb.d-nb.de abrufbar.

Informationen zu unserem gesamten Programm, unseren Autoren
und zum Verlag finden Sie unter: **https://www.carl-auer.de/**
Wenn Sie Interesse an unseren monatlichen Nachrichten haben,
können Sie dort auch den Newsletter abonnieren.

Carl-Auer Verlag GmbH
Vangerowstraße 14 • 69115 Heidelberg
Tel. +49 6221 6438-0 • Fax +49 6221 6438-22
info@carl-auer.de

Inhalt

Dank

Ein Buch von Frauen für Frauen ... Zu gerne würde ich hier schreiben: »Mein besonderer Dank gilt dieser inspirierenden Ausbilderin ... oder jener tollen Frau ...« Tatsache ist aber, dass ich in den ersten Jahren meiner hypnotherapeutischen Ausbildung von Männern unterrichtet worden bin. Also: vielen Dank, liebe Kollegen, dass ihr mich ausgebildet und für die Hypnotherapie begeistert habt und dass ihr die Hypnotherapie nach Erickson in Deutschland zu dem gemacht habt, was sie heute ist!

Mein besonders herzlicher Dank gilt all meinen Kolleginnen, die sich von der Idee zu diesem Buch haben anstecken lassen und ihre Zeit und viel Freude in das Schreiben dieser Texte einfließen ließen.

Einen Sommer lang erhielt ich von ihnen immer neue erfrischende Trancen, die die Hitze der unerwartet heißen Sommertage 2018 in ein Feuerwerk von kreativen Ideen verwandelten.

Betty Alice Erickson verdanke ich einen sehr offenen und bereichernden E-Mail-Austausch über ihre Sicht der Hypnotherapie nach Milton H. Erickson. Leider verstarb sie im Januar 2019.

Ich danke Matthias Ohler, dem Geschäftsleiter des Carl-Auer Verlags, für unsere kurzweiligen realen und mentalen Spaziergänge am Rande der Hypnosetagungen, für ungezählte Sprachnachrichten und seinen beständigen Glauben an das Machbare. Ohne ihn würde dieses Buch jetzt noch nicht vorliegen.

Dem geduldigen Lektorat von Dr. Ralf Holtzmann und Veronika Licher verdankt das Buch die Einheitlichkeit in der Vielfalt.

Meinem Praxisteam und anderen befreundeten Kolleginnen und Kollegen danke ich für die Bereitschaft, mit meinen Texten in ihren Therapien zu arbeiten, und für all die konstruktiven Rückmeldungen und Erfahrungen, durch die die Texte reifen konnten.

Ghita Benaguid
Bielefeld, im Januar 2019

Geleitwort

Tempora mutantur, nos et mutamur in illis
oder
Die Zeiten ändern sich, und wir ändern uns in ihnen ...

Die M. E. G. wurde 1978 von zwei Männern und einer Frau gegründet. Das entsprach schon damals nicht mehr dem Geschlechterverhältnis in therapeutischen Berufen. In Bezug auf Hypnose aber war es außergewöhnlich, denn in der internationalen Hypnoseszene bekannt waren damals nur ganz wenige Frauen und an den Hypnosekongressen nahmen fast ausschließlich Männer teil. In den allerersten Jahren der M. E. G. war ich fast die einzige Frau in den Ausbildungsseminaren, und noch Anfang der 1980er-Jahre galt es als bemerkenswert, wenn sich mal Frauen in die männerdominierten Seminare »verirrt« hatten. Erst Anfang der 1990er-Jahre begann sich das Geschlechterverhältnis anzugleichen und dann umzukehren – in den Seminaren, unter den Mitgliedern der Hypnosegesellschaften, in deren Vorständen und seit wenigen Jahren nun auch im Vorstand der M. E. G.

So ist es nur konsequent, dass ein Hypnosebuch ausschließlich von Frauen geschrieben und herausgebracht wird. Wie es wohl den Männern damit geht? Werden sie davon etwas übernehmen, werden sie sich angleichen in bemühtem Co-Feminismus oder auf komplementärer Selbstständigkeit beharren? Zeichnet sich etwa eine neue Version von Ferenczis »Vater- und Mutterhypnose« (Martin u. Walter 2013) ab und werden spätere Hypnohistoriker dann eine bedeutsame Bewegung zu Beginn des 21. Jahrhunderts feststellen können? Die von einer »Männer-« hin zu einer »Frauen-Hypnose«?

Wie Henriette Walter und Marianne Martin bereits 2013 festgestellt haben, gab es schon immer Frauen in der Hypnose. Sie wurden nur selten wirklich wahrgenommen. Das hat sich in der M. E. G. und in den anderen Hypnosegesellschaften gründlich geändert. Dieses Buch legt auf seine Art weiter Zeugnis dafür ab. Mögen auch hypnophile Männer es lesen und Freude daran haben.

Alida Iost-Peter
München, im Oktober 2018

I Einführung

Einstimmung

Ghita Benaguid

Als ich Anfang der 90er-Jahre parallel zum Psychologiestudium eine Ausbildung in klinischer Hypnose bei der Milton H. Erickson Gesellschaft (M. E. G.) machte, unterrichteten in meinen Grundseminaren ausschließlich Männer. Auch die Seminarteilnehmer waren überwiegend männlich. Noch auf der M. E. G.-Jahrestagung 2008 bedankte sich Luise Reddemann, Honorarprofessorin für Psychotraumatologie und psychologische Medizin an der Universität Klagenfurt, nach ihrem Hauptvortrag sehr für die Einladung und endete dann sinngemäß: »Aber mein feministischer Ego-State ist höchst unzufrieden! Schauen Sie sich das Programm an, von all den vielen Hauptvorträgen werden nur zwei von Frauen gehalten. Frauen, so geht das nicht, Frauen erhebt euch!«

Bereits 2010, als ich die M. E. G.-Regionalstelle Bielefeld von Paul Janouch übernahm, stellte sich das Geschlechterverhältnis in den Kursen zunehmend anders dar. Mittlerweile überwiegt der Frauenanteil in der gesamten Psychotherapie. Seit 2013 haben wir im Vorstand der M. E. G. eine Frauenführungsriege, und ständig kommen weitere sehr talentierte Hypnotherapie-Ausbilderinnen hinzu. Im Psychologiestudium und an den Ausbildungsinstituten werden mehr Frauen als Männer unterrichtet. Auch in der ambulanten Psychotherapie ist der Großteil des Klientels weiblich. Das ist Grund genug, ein Buch mit hypnotischen Texten von und für Frauen herauszugeben.

Im Jahr 1994, zu Beginn meiner Hypnotherapie-Ausbildung, war gerade das Buch *Das Vergessen vergessen* von Hildegard Klippstein mit Gruppeninduktionen nach Milton H. Erickson erschienen. Ich schätzte es sehr und lernte, die spezielle hypnotische/hypnotherapeutische Sprache und Erickson'sche Kommunikation sowie den Aufbau von Tranceinduktionen mit Leichtigkeit zu verinnerlichen. Ebenso half es mir, zu Berufsbeginn in meinen damaligen Rehakliniken die ersten hypnotherapeutischen Gruppeninduktionen anzuleiten. Auch heute freuen sich viele Hypnose-Anfänger, wenn sie etwas Schriftliches in die Hand bekommen, was eine Tranceinduktion erleichtert. Solche Texte sind hilfreich, um mit der hypnotischen Sprache vertraut zu werden und die passenden Worte für eine Induktion zu wählen.

Anlässlich des M. E. G.- Tagungsthemas 2019 – »Gender, Sex und Identität: Hypnotherapie und Vielfalt« – kam mir die Idee, ein Buch mit Tranceinduktionen von und für Frauen herauszugeben. Meine Anfrage an die Ausbilderkolleginnen, ihre Lieblingstrancen zu veröffentlichen, fand großen Anklang.

Als ich nach und nach die Texte erhielt, erschien mir jeder wie ein Juwel, einzigartig und auf seine ganz eigene Art berührend. Ein Juwel kann vielfältig zerteilt werden, und doch zeigen dann die geschliffenen Einzelkristalle immer noch etwas von seiner Ursprungsschönheit. Im Gegensatz dazu besteht die Einmaligkeit einer Perle in ihrer Ganzheit. Dabei sind ihre Herkunft und das Material alles andere als edel: Ein Sandkorn oder ein anderer Fremdkörper, der in eine lebende Perlmuschel auf dem Meeresgrund gelangt, bildet den Ausgangspunkt eines langen Prozesses. Die Muschel legt eine Perlmuttschicht nach der anderen um diesen Fremdkörper, bis schließlich die Perle in ihrer ganzen Größe und Schönheit entstanden ist. Sie wächst im Verborgenen auf wundersame Weise Schicht für Schicht über Jahre heran. Erst wenn die Muschel durch Perlenfischer ans Licht gebracht und geöffnet wird, offenbart die Perle ihren besonderen Glanz.

So entstand der Buchtitel *Tranceperlen*. Perlen galten schon im Altertum als besonders wertvoll und haben bis heute für Frauen eine hohe Attraktivität. Sie sind auch ein Symbol für Weiblichkeit und Fruchtbarkeit. Die Sandkorn-Metapher spiegelt darüber hinaus die hypnotherapeutische Haltung, das Problem von heute als den bestmöglichen Lösungsversuch der Vergangenheit anzusehen.

Allen Texten ist ihre Ressourcenorientierung gemeinsam. Sie sind entstanden aus der langjährigen hypnotherapeutischen Erfahrung der Autorinnen. Vier Themenbereiche beschäftigen sich mit Anliegen unserer Klientinnen, die uns häufig im Therapiealltag begegnen:

- Das Selbst stärken
- Den inneren weiblichen Anteilen begegnen
- Beziehungen gestalten
- Körperliche Ressourcen aktivieren

Den Schlussteil des Buches, »Trancen selbst gestalten«, bilden zwei Texte, die speziell für Kolleginnen geschrieben worden sind. Sie möchten Lust und Mut machen, selber kreativ zu werden und eigene Trancen zu entwickeln.

In einem Interview antwortet Milton Erickson auf die Frage, wie man ein guter Hypnotherapeut wird: »Versuchen Sie nicht, meine Stimme zu imitieren oder meinen Tonfall. Finden Sie Ihre eigene. Seien Sie einfach ganz natürlich Sie selbst.«

Die Vielfalt der Texte verdeutlicht Gemeinsamkeiten und Unterschiede im individuellen hypnotherapeutischen Vorgehen und eröffnet Ihnen die Möglichkeit, Ihren eigenen hypnotischen Stil zu finden.

Die Trancen ersetzen keine hypnotherapeutische Ausbildung oder eine adäquate psychotherapeutische Behandlung. Vielmehr richtet sich dieses Buch an Psychotherapeutinnen mit hypnotherapeutischen Vorerfahrungen, als Ergänzung zu einer Ausbildung. Wie alle therapeutischen Techniken sollten auch die vorliegenden Trancen in ein eindeutiges therapeutisches Setting eingebettet werden.

Ich hoffe, dass die Texte nicht nur gefallen und inspirieren, sondern auch laut vorgelesen werden. Stimme und Stimmklang sind ein wesentlicher Wirkfaktor bei gesprochenen Tranceinduktionen. Gleichzeitig nimmt es dem Phänomen Stimme seine Mehrdimensionalität, wenn ihre Beschreibung »nur« verschriftlicht wird. Daher haben wir uns entschieden, Ihnen zusätzlich ein Angebot auf dem auditiven Kanal zu machen. Ein Interview mit der hypnosystemisch ausgebildeten Atem-, Sprech- und Stimmlehrerin Ronja Ernsting zum Thema »Trancen lesen« ergänzt diese Einführung (siehe S. 19).

Alle Autorinnen bewegen sich in der Tradition Milton Ericksons, der vor allem für seine indirekten hypnotischen Techniken bekannt geworden ist. Gerade im fortgeschrittenen Alter induzierte er Trancen vornehmlich indirekt als beiläufige Trancen und weniger mit formalen Verfahren. Seine Tochter Betty Alice Erickson beschreibt diese therapeutische Haltung und sein beiläufiges Vorgehen. So gibt es in diesem Buch doch auch einen Mann. Und natürlich würde es mich freuen, wenn die eine oder andere Perle auch das eine oder andere männliche Wesen anzieht. Denn gelungene Psychotherapie braucht Frauen *und* Männer.

Zum Vorlesen der Texte

Ghita Benaguid

Das Vorlesen und Erzählen von Bilderbüchern, Geschichten und Märchen ist eine alte Tradition, die in heutiger Zeit oft Kindern und ihren Eltern vorbehalten ist. »Wann hat Ihnen das letzte Mal jemand etwas vorgelesen?«, ist eine Frage, die ich in meinen Therapien oft zur Einleitung eines Wechsels des Gesprächssettings hin zu einer formaleren Tranceinduktion stelle. Viele Patientinnen sind gerührt: »Das ist lange her! Ich lese meinen Kindern vor. Für mich tut das selten jemand. Es ist so schön, wenn jemand für mich liest.« Ich antworte: »Mir kommt da gerade eine Geschichte in den Sinn, ich weiß noch nicht genau, ob und wie diese für Sie passend ist ... Möchten Sie sie hören?« Wenn eine Zustimmung erfolgt, erwähne ich, dass es viele unterschiedliche Haltungen gibt und dass »Sie selbst, während Sie der Geschichte lauschen, am besten wissen, welche die für Sie in diesem Moment passendste ist«. Ich erwähne, dass mein Therapiesessel variabel verstellbar ist und dass es Wahlmöglichkeiten gibt zwischen eher aufrecht sitzender oder entspannt zurückgelehnter Sitzhaltung und dass die Haltung äußerlich wie innerlich jederzeit veränderbar ist. Auch Kissen und Decken stehen zur Verfügung, um es sich wirklich auf die ganz eigene Art bequem zu machen. Wichtig ist zudem der Hinweis, dass man natürlich jederzeit die Aufmerksamkeit wieder nach außen lenken und die Trance/Entspannung beenden kann.

Das Vorlesen von Geschichten vermittelt Zuwendung und Geborgenheit, es erinnert oft an Vorleserituale der Kindheit, beruhigt und regt die Fantasie an. Es löst vor allem auch unwillkürliche Suchprozesse auf unbewusster Ebene aus.

Milton Erickson ist insbesondere für seine indirekten hypnotischen Techniken bekannt geworden. Gerade im fortgeschrittenen Alter lag sein Focus mehr auf Konversationstrancen, als auf der Induktion formaler Trancen. Hypnotherapie nach Erickson entfaltet ihre Wirkung vor allem auf der Bilder- und Metaphernebene. Die speziellen hypnotischen Sprachmuster werden im sogenannten Milton-Modell beschrieben. Vertiefende Hinweise hierzu und zur Konstruktion von therapeutisch wirksamen Metaphern finden Sie in Benaguid und Schramm (2016).

Einige Besonderheiten der vorliegenden Texte möchte ich hervorheben:

Je nach Kontext kann bei Tranceinduktionen die Anredeform Sie oder Du gewählt werden. Die vorliegenden Texte handhaben das unterschiedlich, einige wählen für die Induktion und Exduktion das formalere Sie und wechseln während der Trance zum persönlicheren Du, um einen stärkeren Bezug zum Unbewussten oder zu jüngeren Ich-Anteilen zu ermöglichen. Natürlich können Sie alle Texte auch in die von Ihnen gewünschte Anredeform umformulieren.

Eine sprachliche Besonderheit der typischen Hypnosesprache sind die Einstreuungen. Darunter verstehen wir direkte Suggestionen, die in einen Trägertext verpackt werden: »Wie von selbst hebt und weitet sich der Körper beim Einatmen, um zu integrieren, was in Fluss ist, ... wie Wellenbewegungen ... genau ... mir Zeit nehmen für mich selber, genau, jetzt!«

Auch die Stellvertretertechnik ist ein Spezialfall der Einstreuungen.

Es werden stellvertretend für die Klientin Metaphern oder Bilder genutzt, die ihre Wünsche und Werte symbolisieren, ohne diese explizit zu benennen. Eine Besonderheit im Deutschen, die in diesen Trancen genutzt wird, möchte ich hervorheben: Das Personalpronomen „sie" ist beim Hören nicht vom Anredepronomen in der Höflichkeitsform „Sie" zu unterscheiden. Man kann also sprachlich indirekt arbeiten: »Die Felsen, sie (Sie) stehen fest in der Brandung ...«

Damit kann bei sensiblen Themen das Erzeugen von Widerstand verhindert werden. Die Klientin hat die Wahl, ob sie diese Textpassage auf sich bezieht oder nicht. Im Text sind die betreffenden Stellen mit beiden Schreibweisen versehen.

Das Vorlesen von Texten erlaubt auch der noch nicht so geübten Hypnoseanwenderin, sich zuerst einmal auf andere Aspekte der Tranceinduktion als die eigene Wortwahl zu konzentrieren. Auch erfahrene Hypnoseanwenderinnen können sich natürlich von den Ideen der Autorinnen inspirieren lassen. Denn in die vorliegenden Texte können passende Klientinnenmetaphern oder einzelne auf die Klientin abgestimmte Sätze leicht eingebaut werden.

Im Laufe der Zeit wird es durch das Vorlesen immer leichter fallen, sich diese besonderen hypnotherapeutischen Sprachmuster zu eigen zu machen und den eigenen therapeutischen Stil weiterzuentwickeln.

In den Texten werden Pausen so dargestellt:

- drei Punkte für kurze Pausen
- Absätze für längere Pausen
- Absatz plus Leerzeile für lange Pausen und/oder Themenwechsel

Besonders zu betonende Textstellen wurden im Text *kursiv* gesetzt.

Die durchschnittliche Sprechdauer aller Trancen beträgt 20–30 Minuten.

Die Texte können natürlich bezüglich Induktion und Exduktion den äußeren Rahmenbedingungen der Therapiesituation angepasst, Elemente ausgelassen oder wiederholt werden, Klientinnenmetaphern und speziell auf die Klientin ausgerichtete Schlagworte eingestreut werden.

Insofern kann die Dauer dieser Tranceinduktionen beträchtlich variieren.

***Wichtig:* Lesen oder hören Sie diese Texte niemals während einer Autofahrt oder während des Führens von Maschinen, um die für diese Tätigkeiten notwendige Aufmerksamkeit konzentriert aufrechtzuerhalten!**

Milton Erickson war, nicht zuletzt aufgrund seiner Biografie und seiner vielfältigen körperlichen Beeinträchtigungen, ein Meister der Mehrebenenkommunikation. Er hatte eine hohe Fähigkeit entwickelt, verbale, non- und paraverbale Kommunikationsaspekte zugleich wahrnehmen zu können. Für die Entwicklung dieser Fähigkeit ist es hilfreich, sich im Sinne der Mehrebenenkommunikation nicht nur der verbalen, sondern auch der non- und paraverbalen Aspekte der Rapportgestaltung (vgl. ausführlich Benaguid u. Schramm 2016) bewusst zu werden, um diese mit Leichtigkeit einfließen zu lassen und neben den gelesenen Worten auch durch ein Pacing und Leading der Körpersprache zu fördern und aufrechtzuerhalten.

Das setzt eine genaue Beobachtung und Wahrnehmung auch kleinster, unwillkürlich entstehender Hinweisreize, der sogenannten Minimal Cues, auf allen Wahrnehmungsebenen voraus. Diese Antworten des unwillkürlichen Systems gilt es zu utilisieren, um sie dann verbal oder nonverbal zu pacen.

Zu den Minimal Cues zählen: Veränderung der Körperhaltung, Atembewegungen oder sich hörbar veränderndes Ein- oder Ausatmen, Augenbewegungen, Schluckreflexe, Speichelfluss und Tränenfluss.

Die Technik des defokussierten Sehens ermöglicht es der Therapeutin, das Blickfeld zu erweitern und den peripheren Gesichtssinn zu schärfen. Statt wie gewohnt das Gesicht des Gegenübers zu fokussieren, stellt die Beobachterin den Blick weit und blickt sozusagen durch das Gegenüber hindurch und kann so die unwillkürlichen Körpersignale leichter wahrnehmen.

Diese Fähigkeit, Informationen auf den unterschiedlichen Kommunikationsebenen parallel wahrnehmen zu können, ist eine Grundvoraussetzung für die Mehrebenenkommunikation und damit auch für die Aufrechterhaltung eines »Dialoges« während formaler Tranceinduktionen, seien sie vorgelesen oder im Therapiekontext frei entwickelt.

Üblicherweise schließen die meisten Menschen, während sie einer Tranceinduktion lauschen, die Augen. Damit entfällt das Sehen als einer der Hauptsinneskanäle. Die Aufmerksamkeit liegt dann vor allem auf dem auditiven Kanal. Über unseren Stimmklang vermitteln wir mehr als nur Worte.

Atempacing

Ein defokussierter Blick erleichtert das Beobachten der Atembewegungen und des Atemrhythmus der Klientin. Atempacing bedeutet, die Atemräume und den Atemrhythmus der Klientin visuell, vielleicht auch akustisch durch die Atemgeräusche wahrzunehmen und den eigenen Atemrhythmus vorübergehend anzugleichen. Oft passiert das ganz von selbst. Man beobachtet die Atembewegungen, wartet die Einatemphase ab, um dann die zu betonenden verbalen Suggestionen vorwiegend in die Ausatemphase der Klientin zu sprechen. Atempacing kann auch auf dem akustischen Kanal über die hörbare Atmung erfolgen. So kann die Therapeutin ein hörbares tiefes Einatmen der Klientin erst einmal in der eigenen Einatmung pacen, um dann ein hörbares Ausatmen im Sinne eines Leadings anzubieten.

Leadingangebote, die dazu einladen, das Tempo zu reduzieren, wieder mehr Atemraum zuzulassen und den Atem zu vertiefen, schaffen Freiraum für neue Entwicklungsprozesse.

Durch die phasenweise Übernahme des Atemrhythmus und die dadurch entstehende Verlangsamung des eigenen Sprechtempos macht man der Klientin ein nonverbales Angebot, das Gleiche zu tun, um innezuhalten und auf innere Prozesse zu fokussieren.

Wenn eine Atembeklemmung für die Klientin fühlbar oder auch für die Therapeutin hör- und/oder sichtbar ist, kann im Sinne des Pacings zunächst der Atemrhythmus übernommen werden, um dann durch eigene Atemveränderungen neue Leadingangebote zu machen.

Die Atempausen können zusätzlich im Text notiert sein. Wenn es inhaltlich um Ruhe, Innehalten, Lösen, Pausen geht, so folgen 3 bis 4 Atemzüge auf beiden Seiten, in denen tatsächliche Ruhe herrscht.

An dieser Stelle verweise ich auf ein Interview mit meiner Kollegin Ronja Ernsting, die als Atem-, Sprech- und Stimmlehrerin auch in hypnosystemischer Kommunikation ausgebildet ist.[1] Dort erläutern wir Fragen zum leichteren Sprechen und Lesen von Trancen, wie z. B.:

- Gibt es eine besondere Trancestimme oder eine Stimme in der Entspannung?
- Wie funktionieren Sprechen, Stimme und Atmung?
- Was macht die Stimme zum »individuellen Fingerabdruck« eines jeden Menschen?
- Wie gestaltet sich ein gesunder Umgang mit dem Sprech- und Stimmorgan?
- Wie bleibt man stimmlich gesund, trotz vieler sprecherischer Belastung?
- Welche Maßnahmen gibt es zur Stimmhygiene?
- Inwiefern unterstützt die Körperhaltung das Gesagte?
- Was sollte man beim Sprechen von Trancen beachten?

1 https://www.carl-auer.de/programm/artikel/titel/tranceperlen

Milton H. Ericksons Hypnotherapie mit Frauen – aus Sicht seiner Tochter

Betty Alice Erickson

Milton Erickson hatte große Freude daran, seinen persönlichen Beitrag zur Hypnose zu leisten. Vor seiner Zeit – und manchmal sogar heute noch – wurde Hypnose als etwas verstanden, das mit dem Klienten »gemacht« wurde, unter Verwendung von direkten Anweisungen. Obwohl es Situationen gibt, in denen dies angemessen sein kann, glaubte, lehrte und demonstrierte Erickson Hypnose stets als eine gegenseitige Erfahrung, als Kommunikation mit dem Unbewussten. Er definierte Hypnose oft als »einen veränderten inneren Bewusstseinszustand, in dem unnötige oder irrelevante äußere Reize in den Hintergrund treten und das Unbewusste zu deinem Nutzen kommunizieren kann«.

Unser Unbewusstes basiert oft auf Reaktionen, die es in der Vergangenheit erlernt hat – auch wenn diese manchmal für einen Erwachsenen nicht besonders nützlich sind. Das, was häufig als »Bauchgefühl« oder »Instinkt« bezeichnet wird, kann Teil eines »Frühwarnsystems« sein. Wir sind aufmerksam oder auch nicht – manchmal zu unserem eigenen Bedauern. Manchmal will unser Bewusstsein nicht akzeptieren, was wir »wirklich« wissen. Wir kennen alle die »Ich hätte es wissen müssen!«-Reaktion. In Wirklichkeit wussten wir es – wir haben nur nicht auf uns selbst gehört. Aber das Unbewusste ist auch offen für neue, nützliche Informationen. In der Therapie wird dies oft als »Heilung« bezeichnet.

Erickson erlernte Hypnose ursprünglich hauptsächlich mit weiblichen Personen. Er praktizierte sie ausführlich an seiner Schwester Bertha und meiner Mutter, Elisabeth. Ich selbst war mehr als dreißig Jahre lang seine Versuchsperson. Er war Mentor vieler Ärztinnen und Zahnärztinnen und erkannte bereits zu seiner Zeit, dass deren Denkweise viel komplexer ist als die typisch männliche. Eine seiner herausragenden Studentinnen, die bereits verstorbene Zahnärztin Kay Thompson, wurde die erste Präsidentin der Amerikanischen Gesellschaft für Klinische Hypnose – eine Organisation, die Erickson mit zwei seiner Kollegen gegründet hatte.

Erickson war sich immer dessen bewusst, dass die Geschlechter sehr unterschiedlich sind, sowohl physisch als auch – aufgrund ihrer

Erfahrungen – im Sozialverhalten. Typischerweise fragen Frauen immer nach dem »Warum«. Vielleicht weil wir oft weniger Macht haben als Männer, richten wir viel Aufmerksamkeit auf emotionale Hinweise. Wir reagieren auch oft eher emotional als sachlich – denken Sie nur an den typisch männlich-weiblichen Wortwechsel: »Macht mich dieses Kleid nicht dick?« Oder einfach nur: »Sehe ich so gut aus?« Männern sieht man am Blick geradezu die Verzweiflung an, wenn sie versuchen, die »richtige« Antwort zu finden. Wenn wir eine alte Freundin wiedersehen, knüpfen wir an früher an, bewundern ihr Haar, fragen nach den Lebensumständen, erzählen ihr das Gleiche von uns. Männer klopfen sich einmal gegenseitig auf die Schulter und sagen: »Siehst gut aus, Kumpel!« Damit ist ihr Begrüßungsritual beendet.

Unterschiede ermöglichen aber auch gleichzeitig breitere Perspektiven – eine Grundlage von Ericksons Arbeit. Typischerweise wollen wir Frauen alles genauer wissen – das innerliche »Warum« interessiert uns mehr als die Anwendung von Techniken. Von Kind auf sind wir darauf gepolt, Gefühle zu erschließen. Wir lieben es, Gefühle zu diskutieren – unsere eigenen und die anderer. Erickson wusste dies und respektierte diese Eigenschaften. Er sprach oft von den verschiedenen »Sprachen«, die Frauen und Männer sprechen. Frauen benutzen von klein auf eine »vielschichtige« Sprache. Sogar beim Small Talk wissen Frauen meistens, was andere Frauen »wirklich meinen«. Erickson wusste auch, dass Trancen von Frauen »natürlicher« sind. Wir pusten auf das aufgeschlagene Knie, strahlen und sagen: »Alles wieder gut!«, während das Kind ein wenig verwundert schaut, aber die hilfreiche Information dankend annimmt.

In der Hypnose wendete Erickson zunächst formale Techniken an – »Ich möchte, dass Sie bequem sitzen, und mit jedem tiefen Atemzug kann es sich angenehmer anfühlen ... Ja, so ist es gut!« –, um eine Tranceinduktion zu beginnen und dann zu vertiefen. Auch hier achtete er darauf, Worte und »Anweisungen« mit Bedacht zu wählen. »Ich möchte« ist eine Einladung (ein Angebot), keine Anweisung und kein Befehl. Der Klient kann es annehmen oder nicht. »Mit jedem Atemzug« – eine Binsenweisheit, denn jeder muss atmen! – ermöglicht er Autonomie und Kontrolle: »... kann es sich angenehmer anfühlen« – kann, nicht wird! »Wird« ist ein Befehl, »kann« eine Einladung. Der Klient hat es in der Hand, wie er sich fühlen möchte. Das wird subtil, aber in jedem Fall aufgenommen als ein Zeichen von Vertrauen.

Sogar Lob wählte Erickson vorsichtig. Er sagte immer »Genau!« – mit einem Lächeln in der Stimme. Ein Lächeln kann man sogar hören, wenn die Augen geschlossen sind. Dieses nicht wertende »Genau« in Verbindung mit einem Lächeln wird zu einem Lob des Klienten an sich selbst – was immer der beste Weg ist. »Gut!« impliziert immer verschiedene Bedeutungen. Der »Geber« begibt sich damit in eine wertende Position. Viele Menschen meinen, dass sie nicht »gut genug« sind, und wir sollten deshalb gut aufpassen, dass das Lob nicht auf diese Weise verstanden wird. Ich selbst sage auch immer »Genau!« mit einem Lächeln in der Stimme. Die Klienten schwören, ich hätte gesagt, sie machen es gut. Die Zuschauer oder die Videoaufnahme wissen es besser. Bei den Klienten kam immer an, dass das, was sie taten, gut sei – das ist ja auch die Intention –, aber die Bewertung kam von ihnen selbst.

Mit dieser Lesehilfe lassen sich viele von Ericksons veröffentlichten Induktionen untersuchen und weitere Beispiele für gestärkte Unabhängigkeit und Autonomie aufzeigen. Mit der Zeit vollzog Erickson einen kompletten Wechsel seiner Denkmuster hin zu beiläufigen Induktionen, die diese bestimmt noch fördern. Ich habe zunächst auch mit formalen Induktionen begonnen und glaube, dass es wichtig ist, diese zu erlernen. Ich habe Selbsthypnose für Geburten angewendet und auch in einer Hypnose-Geburtsgruppe meiner Hebamme gelehrt. Mir gefiel aber immer die Psychotherapie besser als die medizinischen Aspekte, und jetzt wende ich Hypnose hauptsächlich in der Psychotherapie an. Dabei arbeite ich inzwischen ausschließlich mit beiläufigen Induktionen.

Die Geschichten, für die Erickson legendär wurde, eignen sich hervorragend als Induktionen und tragen oft eine eigenständige therapeutische Aussage in sich. Und man kann ihnen nur schwer widerstehen. Wenn man einer Gruppe von 100 Menschen in gleichmäßigem Tonfall erzählt: »Es war einmal, vor sehr langer Zeit, in einem fernen Land, da lebte ein schöner Prinz ...«, wird fast jeder einen tiefen Atemzug nehmen, sich zurücklehnen und auf eine wunderschöne Prinzessin warten, unterwegs einem oder zwei Drachen begegnen, aber sicher sein, dass es ein Happy End gibt. Die meisten haben hier schon eine eigene Trance kreiert.

Mit dieser simplen Einführung werden Erinnerungen an Geschichten geweckt – gehörte oder gelesene –, aus einer Zeit, in der die Welt noch in Ordnung war, egal welche Abenteuer anstanden. Was für ein großartiger innerer Ort für eine Trance! In der Einzelarbeit versuche ich, die Geschichten individuell für den Patienten zu gestalten.

Diese Art von Trance in einem Text wiederzugeben, ist schwierig. Ein wesentlicher Faktor ist die Verbindung zum Gegenüber. Es gibt Menschen, zu denen wir sehr schnell und leicht Verbindung aufnehmen – manchmal wissen wir nicht einmal, warum. Man kann es als Charisma, Wärme, Erreichbarkeit oder mit einer Menge anderer Wörter bezeichnen – wir wissen genau, was gemeint ist, wenn wir es fühlen. Allgemeiner gesprochen: Wenn ein kleines Mädchen ein Bild malt und es mir zeigt, nimmt es Verbindung zu mir auf, und zwar auf die beste Art und Weise, die ihm möglich ist. Das ist sehr schön für uns beide.

Sich zu verbinden setzt voraus, dass man sich öffnet, und das wiederum birgt potenzielle Verletzlichkeit. Das kleine Mädchen ist stolz auf sein Bild, egal wie kritzelig es sein mag. Wenn ich seine Welt betrete, entsteht zwischen uns eine spezielle Verbindung, persönlich und gleichzeitig unpersönlich. Sie vertraut darauf, dass die ihre Version einer glücklichen Welt akzeptiert und wertgeschätzt wird. Die meisten Erwachsenen sind entzückt von kleinen Kindern und das Risiko, das das Kind eingeht, lohnt sich in der Regel.

In der Hypnose ist dies ein wenig anders. Wenn Erickson sich mit jemandem verband oder wenn ich es tue, bieten wir uns – metaphorisch gesprochen – einander an. Wenn dies nicht angenommen wird, hat das nichts mit uns als Person zu tun. Es ist schlicht und einfach in dem Moment nicht das, was die Klientin braucht. Es mag sich persönlich anfühlen, ist es aber nicht. Manche mögen Erdbeereis, manche Vanille.

Wer Hypnotherapeut werden will und den beiläufigen, dialogorientierten Stil lernen möchte, muss dies vor Augen haben: Auch wenn es sich noch so sehr persönlich anfühlen mag, man muss in seinem tiefsten Inneren die Überzeugung haben, dass jegliche »Ablehnung« gegenüber dem Therapeuten nichts mit einem selbst zu tun hat. Gefühle sind nicht unbedingt »richtig«. Fragen Sie irgendeine Mutter, ob ihr Baby niedlicher ist als Ihr eigenes – Sie kennen natürlich »die Wahrheit«. Und das ist noch eine harmlose und bisweilen sogar amüsante »Ablehnung« der Wirklichkeit.

Beiläufig induzierte Trancezustände können enorm kraftvoll sein, besonders für die Therapie. Vor Kurzem hielt ich darüber einen Vortrag an einer Universität. Demonstrationen sind immer besonders anschaulich, und ich arbeite gerne mit zwei Klientinnen. Die beiden Frauen saßen nahe nebeneinander, während ich jede von ihnen fragte, was sie gerne »bearbeiten« würde, wenn sie einen Zauberstab hätte. Eine von ihnen hatte ein harmloses Ziel – sie fragte sich, ob sie ihre Zeit an der Universität vergeudete. Die andere sagte, ihr Vater sei gerade ins Gefängnis gekommen. Sie wisse nicht, wie oder was sie fühlen solle. Sie wusste, warum er dort war, aber sie vermisste ihn, wollte, dass er nach Hause kam, hatte Mitleid mit ihrer Mutter. Sie bekam ihre Gefühle nicht sortiert und war durcheinander.

Ich konzentrierte mich hauptsächlich auf diese junge Frau, während ich sprach. In Kurzform: Ich sprach langsam, in einem freundlichen Ton, aber mit Nachdruck:

»Ich möchte, dass Sie sich beide einen Garten vorstellen – Ihren eigenen Garten. Sie können sich vorstellen, dass es ein magischer Garten ist. Es gibt dort Gras und Bäume und viele wunderschöne bunte Blumen. Alle Arten von Blumen ..., ... und es sind alles Ihre! Sie können genau die pflücken, die Sie möchten. Ringelblumen, Schwertlilien, Veilchen, so viele Blumen, Lilien, Rosen, Gänseblümchen ..., ... viele verschiedene Farben und Düfte.« Ich fuhr fort: *»Sogar Orchideen! Normalerweise wachsen sie nicht in Gärten, aber hier schon. Weiße, lilafarbene! Sogar Blumen, von denen Erwachsene denken, es sei Unkraut ...; ... aber für Kinder sind sie wundervoll – wunderschöne leuchtend gelbe Butterblumen– süß duftender Klee.«* Meine Stimme wurde sachlicher, blieb aber aufmerksam: *»Es gibt auch giftiges Efeu und Brennnesseln und Disteln, die stechen. Sie wollen sich fernhalten vom giftigen Efeu, weil das Brennen lange andauert ..., ... aber Sie können es verschmerzen. Disteln und Brennnesseln sind noch unangenehmer, aber sie sind trotzdem da. Sogar wunderschöne Rosen haben Dornen.*

Sie dürfen pflücken, was immer Sie wollen ..., Lilien, Rosen, aber passen Sie auf die Stacheln auf! Sie können Gänseblümchen, scheue kleine Veilchen pflücken– nehmen Sie auch eine oder zwei Orchideen – sie sind selten und wunderhübsch. Und pflücken Sie auch Butterblumen! Sie sind leuchtende, fröhliche kleine Blumen. Nehmen Sie auch eine Brennnessel und ein paar Disteln mit, denn auch die wachsen in Ihrem Garten. Die Blumen sind wichtiger, aber Sie dürfen Sie auch nicht übersehen, also pflücken Sie ein paar hinzu.«

Hier stoppte ich und wartete. Kurz darauf beendeten beide Frauen ihre Trance. Als ich sie wieder reorientierte, fragte ich sie, was sie mir und dem Publikum sagen wollten. Die Frau, deren Vater ins Gefängnis gekommen war, sprach zuerst. Sie hatte ihren Blumenstrauß gepflückt, mit allen Blumen, die sie gerne hatte, wusste genau, wie sie sich nun fühlte, und bedankte sich mit einem großen freudestrahlenden Lächeln. Die Worte der anderen Frau waren viel allgemeiner und mehr Kognition als Emotion.

Als die Zuhörer eine Diskussion starten wollten, entgegnete ich ihnen, dass sie das, was sie gesehen und gehört hatten, reflektieren und zu ihrer eigenen Schlussfolgerung kommen sollten. Diese beiden jungen Frauen hatten gezeigt, wie man mit einer beiläufig induzierten Trance arbeitet, und alles war gut. Ich zerlege keine Lösungen anderer Menschen – erst recht nicht vor anderen. Wie Erickson oft zu sagen pflegte: »Manche Dinge lässt man am besten im Unbewussten – denn da können sie Ihnen *wirklich* helfen!«

Für mich war es sonnenklar, was die Frau mit dem inhaftierten Vater getan hatte. Sie hatte akzeptiert, dass sie machtlos war, außer bei der Entscheidung, wie sie reagieren wollte, und sie stellte fest, dass sie viel mehr Möglichkeiten hatte, als sie ursprünglich gedacht hatte. Es wäre falsch gewesen, den Gedanken zu verleugnen, »dass er ins Gefängnis gehört«, und tatsächlich konnte sie das auch nicht von der Hand weisen – aber dies konnte ein vorübergehender Schmerz sein oder auch nur ein unangenehmes Gefühl wie der Stich eines Rosendornes oder einer Distel. Jetzt hatte sie Möglichkeiten für sich gefunden, anstatt sich in »angemessenen« oder »richtigen« Gefühlen eingesperrt zu fühlen. Von der Fakultät erfuhr ich später, dass sie fröhlicher geworden war und wieder mehr am Unterricht teilnahm, also glaube ich, dass sie es geschafft hatte, Lösungen für sich zu finden. Die andere hatte ein vergleichsweise kleineres Problem – viele Hochschulstudenten fragen sich, ob sich der ganze Aufwand lohnt. Sie gab an, sie hätte sich entschieden, das Beste daraus zu machen, egal ob es das wert sei oder nicht. Beide hatten ihr Verhaltensrepertoire erweitert.

Hätte es sich um einen Mann gehandelt, hätte ich Bäume hinzugefügt oder Felsen – beide geben etwas her und sind im Kontext nicht so »weiblich«. Ein stattlicher Walnussbaum spendet Schutz und Nahrung für viele ..., Felsen sind stark und nützlich, bauen und stützen ...

Diese Art von Trance hat bestimmte Vorteile. Dazu gehört, dass sie den Klienten durch Metaphern und eine Geschichte, mit der sie sich identifizieren können – und sei es nur ansatzweise –, Optionen eröffnet, an die sie vorher nie gedacht hätte. Natürlich kann es auch sein, dass sie ihre eigene Lösung »erfindet«, das wäre der Idealfall.

Das Ziel einer Trance, einer Therapie, ist genau dies: Klienten Optionen zu eröffnen, auf die sie vorher nie gekommen wären, und darauf zu vertrauen, dass sie genau das tun werden, was das Beste für sie ist. Fast immer ist das auch der Fall. Außerdem fühlen sich Klienten bereichert und gestärkt, wenn sie sich selbst etwas Gutes getan haben und dafür die Lorbeeren einheimsen können ... Und das ist der größte Gewinn, den man sich vorstellen kann.

Nachtrag

Mein Sohn behauptet, noch nie in einer hypnotischen Trance gewesen zu sein, obwohl er von der bereits verstorbenen Zahnärztin Kay Thompson, einer von Ericksons frühesten und talentiertesten Studentinnen, Schmerztherapie erlernt hat. Kay verbrachte mit ihm einige Stunden bei uns zu Hause und sollte mittels einer beiläufig induzierten Trance sein Leben im wahrsten Sinne des Wortes für immer verändern. Der damals fünf Jahre alte David war auf seinen ersten Zahnarztbesuch gut vorbereitet worden und wollte dem Zahnarzt stolz seine guten, gesunden Zähne zeigen. Der Zahnarzt wies ihn an, sich auf den Stuhl zu setzen, fixierte seine Arme und Beine und befahl ihm, kein Wort mehr zu sagen. Mein Sohn war sehr verängstigt und rief nach mir. Ich ging zu ihm, befreite ihn und rief dann meinen Vater an, erzählte ihm, was passiert war und fragte, was wir tun sollten. Er sagte: »Ruf Kay Thompson an!« Das tat ich. Erfreulicherweise war sie gerade auf dem Weg in die Stadt, in der wir lebten, um auf einer Konferenz zu referieren. Sie sagte, sie wolle sich darum kümmern. Sie bat mich, sie und einige andere zum Abendessen einzuladen. Ich sollte nichts sagen, und ich tat genau, was sie sagte.

Kay kam, begrüßte die anderen Gäste, und setzte sich dann mit David auf den Fußboden. Sie bauten etwas aus seinen Bauklötzen und bewunderten gegenseitig ihre Bauwerke. Kay saß auch beim Abendessen neben David und sprach die meiste Zeit mit ihm. Ein sehr merkwürdiges Abendessen – der »Ehrengast« ignorierte alle außer meinem fünfjährigen Sohn.

Bevor sie sich verabschiedete, nahm sie David auf ihren Schoß. Sie sah ihm in die Augen und sagte in diesem ganz speziellen, nachdrücklichen Ton: »David, weißt du, *was* ich bin?« Wieder einmal war die Wortwahl ausgesprochen bedeutsam. »*Was*« klingt seltsam – er weiß, wer: Mamas Freundin; aber »*was*«? David starrte sie an – offen und bereit für weitere Informationen. Kay fuhr fort: »Ich bin Zahnärztin.« David war verblüfft! Kay sprach weiter mit ihrer eigentlichen Botschaft: »Es gibt männliche und weibliche Zahnärzte. Es gibt gute und schlechte Zahnärzte!« Dann küsste sie ihn auf die Wange, nahm ihn vom Schoß und ging. Ich war genauso verblüfft und sagte kein Wort. Es wurde nie wieder darüber gesprochen.

Fünf Jahre später hatte David heftige Zahnschmerzen und es musste zahnärztlich einiges unternommen werden. Er wollte nie eine Betäubung, er wollte eigentlich immer nur seine Comics lesen. Und das tat er auch. Die Zahnärzte waren sehr zufrieden – ein pflegeleichter Patient, wenn man so will. Einmal sagte ich ihm, dass ich ihn sehr mutig fände, und ich bewunderte ihn dafür, dass er so viele zahnärztliche Eingriffe aushalten konnte, ohne auch nur einen Mucks von sich zu geben. Er schaute mich bloß an und sagte: »Ich habe Glück gehabt, Mama. Ich hatte immer nur gute Zahnärzte.«

Zwanzig Jahre später, nach Kays Tod, schrieb ich diese kleine Geschichte für ein Buch auf, das ihr zu Ehren herausgegeben wurde. Ich beschloss, sie David zu zeigen, er war zu der Zeit um die dreißig Jahre alt. Er las die Geschichte. Dann setzte er sich und las sie noch einmal. Ich beobachtete, wie seine Augen jedes einzelne Wort erfassten. Dann drehte er das Blatt um und legte es auf den Tisch. Er sagte: »Mutter, das ist niemals so passiert.« Er stand auf und verließ den Raum. Ich habe es ihm gegenüber nie wieder angesprochen. Es gibt, wenn man mich fragt, keinen Zweifel an der Wirkung einer Trance, die von einem Meister (bzw. einer Meisterin) auf beiläufige Weise induziert wurde!

II Das Selbst stärken

Goldrichtig

Ghita Benaguid

Einführung

Selbstzweifel und Insuffizienzgefühle von Frauen: »Bin ich liebenswert, bin ich schön? Bin ich schlank genug?« beziehen sich oft auch auf ihr Äußeres. Ein Vergleich mit anderen Frauen fällt häufig zu ihren Ungunsten aus. Einerseits zum Mainstream gehören zu wollen und gleichzeitig die eigene Individualität zu leben, bindet Ressourcen. Solche Einstellungen sind allein kognitiv nur schwer zu verändern.

Eine konsequent ressourcenaktivierende hypnotherapeutische Haltung lädt ein, sich diesem Thema in Trance zu nähern und eröffnet einen leichteren Zugang zu Selbstannahme und Selbstliebe. Es entlastet, sich seinem inneren intuitiven und unwillkürlichen Erleben zuwenden zu können.

Statt den Selbstwert vor allem über das Außen zu stärken, ist es das Ziel, bei Selbstunsicherheit Vertrauen und Unterstützung im eigenen Inneren zu finden.

Über die Metapher der inneren Schatzkammer, die mit Hochkarätern gefüllt ist, von denen jeder für sich einzigartig und darum besonders wertvoll ist, wird die Frau angeleitet, einen Satz als Schlüssel zu ihrer Schatzkammer zu finden, ihr eigenes »Sesam öffne dich!«.

Induktion

Ich möchte Ihnen vorschlagen, sich erst einmal eine Haltung zu suchen, die Sie äußerlich wie innerlich jederzeit verändern können. In der es gut möglich ist, sich angenehm zu entspannen, vielleicht jetzt schon wahrzunehmen, wie die Füße im Moment Kontakt zum Boden haben, wo der Sessel den Körper berührt ... und wo im Körper jetzt spürbar ist, dass Entspannung bereits angefangen hat, sich entwickelt, wie von selbst.

Während Sie mit einem Teil des Bewusstseins natürlich wahrnehmen können, was Sie umgibt im Außen, und Sie gleichzeitig ein Wissen darum in sich tragen, dass die Welt um uns herum sich weiterdreht auf ihre (Ihre) Art. Sodass Sie früher oder später die Augen schließen oder den Blick einfach irgendwo auf einem Punkt ruhen lassen können. Ebenso wie Sie die Lichtverhältnisse und die Dinge um Sie herum vor den inneren Augen sehen können und all das andere im Außen allmählich seinen Platz finden kann.

Und jetzt, wo die äußeren Augen geschlossen sind, können Sie mehr und mehr die inneren Augen für die inneren Bilder öffnen. Um dabei auch wahrzunehmen, was gerade im Außen hörbar ist, meine Stimme, Geräusche oder Klänge, vertraut oder unvertraut. Momente der Stille und gleichzeitig die Freiheit zu spüren, damit den Weg zur eigenen inneren Stimme leichter zugänglich zu machen, um wahrzunehmen, was anklingt ... Und währenddessen mehr und mehr auf Ihre ganz spezielle Art Kontakt aufzunehmen, zu dem, was spürbar ist. So wie Sie die Atmung wahrnehmen können, die ganz von selbst von Geburt an in ihrem (Ihrem) ureigensten Rhythmus einströmt und ausströmt. Weil der Atemfluss Sie versorgt mit allem, was Sie brauchen, ohne dass Sie bewusst irgendetwas dafür tun müssen. Die Atmung von Geburt an, im Wachen wie im Schlafen, Sie versorgt mit Nährstoffen und all dem, was Sie brauchen. Einatmen ... Ausatmen ... und die Atempause ... Sich zu erlauben, mit jedem Atemzug ein Stück mehr bei sich anzukommen. Mit jedem Atemzug innerlich ruhiger zu werden ... und zugleich auf Ihre ganz eigene Art in eine passende Form von Wohlbefinden zu gehen.

... um vielleicht noch am Rande zu bemerken, wie die Dinge im Außen scheinbar wie von selbst weiter in den Hintergrund treten ...

Trance

Und ich möchte Sie einladen, Zugang zu finden zu Ihrem intuitiven Wissen, zu Ihrem Körperwissen, in der Gewissheit, dass es eine Instanz in uns gibt, die manche das Unbewusste nennen, andere die innere Kraft ... oder Sie selbst einfach Ihren eigenen Begriff dafür finden ...

Was ich meine, ist der Teil des Bewusstseins, der Zugang hat zu allen Ressourcen und Fähigkeiten, zu Informationen, die helfen können, weil sie (Sie) über Erfahrungen verfügen ..., über Eindrücke, ... über innere Schatzkisten und ein aufrichtiges Erleben, das Sie begleiten kann in Momenten, wo Sie spüren, dass Sie ganz bei sich sind. Und diese tiefe Zutrauen in ein Vertrauen in sich selbst ..., sich zu trauen ..., sich zu vertrauen.

Vielleicht haben Sie Lust diesem Erleben einfach nachzuspüren … Nachspüren, welche Wahrnehmungen, welche Erlebnisse, welche Gedanken auftauchen, wenn Sie ganz bei sich in einem Zustand von vertrauensvoller Selbstsicherheit sind? Und wie fühlt es sich an, sich selbst sicher zu sein?

… Und immer leichter und leichter dieses innerlich spürbare Wissen zu empfinden, verbunden mit den Erfahrungen besonderer Momente, und dabei eine innere oder äußere Stimme aus vollster Überzeugung sagen zu hören »Doch! … Du kannst dir trauen«. Sich sicher zu fühlen und sich dabei sicher zu sein, dieses Erleben sicherlich mitzubringen, mitzubringen dahin, wo es sicher gut gebraucht wird …

… Und natürlich dabei ganz selbstverständlich das Vertrauen in sich, in die eigene Kraft … und die Freude aus der inneren Ruhe heraus, bei sich ganz sicher zu sein. In diesen besonderen Momenten, wo immer sie (Sie) im Leben auftauchen, im Kontakt mit sich und anderen …, im Alltag …, im Beruf wahrzunehmen und nachzuspüren: »Ja genau, genau so fühlt es sich an, wenn ich mir ganz sicher selbst vertraue.«

Und sich überraschen zu lassen, was auftaucht, wenn Sie an diesen besonderen Zustand denken, sich ganz sicher zu sein. In dem sicheren Wissen: »Ich bin gut, ich bin goldrichtig, so wie ich bin.« Um dieses klare Vertrauen in sich zu spüren … und was es verändert, im inneren Erleben mit den (alten) Wahrnehmungen … , der Atmung … , dem Bauchgefühl. Und auch zu spüren: die genau richtige Spannung, die damit verbunden ist, passend für den Moment der Sicherheit in sich – goldrichtig sein, in der Welt. Und wie erleben Sie diesen Zustand im Sein …, im Tun …, im Kontakt … Wahrnehmen zu können …, auf welchen Sinneskanälen sich das besonders deutlich erleben lässt? Sehen …? Hören …? Fühlen?

Vielleicht gibt es einen Geruch, der mit dieser sich vertrauenden Sicherheit verbunden ist, oder einen Geschmack und was alles zusammen dieses besondere Erleben ausmacht.

In dieser inneren Überzeugung: Ich bringe alles mit, was ich brauche! Es ist alles da! Alles was ich brauche, um mich zu trauen, um mir zu trauen … und das Vertrauen in das Zutrauen, sich zu trauen: in sich selbst zu vertrauen. In dem inneren Erleben der vertrauten Selbstsicherheit. Und wie das eine Lockerheit und Gelassenheit im Hier und Jetzt ermöglicht.

Und vielleicht tauchen Erinnerungen auf an märchenhafte Zeiten, an Schatzhöhlen mit einer lichtdurchfluteten Atmosphäre ... Schatzkisten, ein schimmerndes Meer voll goldener und edel funkelnder Hochkaräter, brillant schimmernd, und dieser besondere Schimmer ... Jeder Stein, jede Perle und jedes Schmuckstück ein Schatz, ein Unikum, einfach einzigartig ... Ganz im Moment zu sein, »goldrichtig«.

... Und die Dinge im Außen sind scheinbar nur noch im Hintergrund, mehr und mehr bei sich selber sicher zu sein. In diesem Selbstvertrauen diese wunderbar stimmigen Sätze zu hören, die einem in Ihrer liebevollen Art besonders ans Herz gehen: »Du bist wunderbar, so wie du bist, du bist wertvoll, einfach einzigartig ...«, dabei Ihrer inneren Richtigkeit vertrauend ...

Mehr und mehr immer leichter wahrzunehmen: Was brauche ich an innerer Haltung? Was hilft mir an äußerer Haltung? Um immer dann, wenn ich mehr von dieser in mir selbstverständlichen Goldrichtigkeit erleben möchte, dieses Erleben im Innen wie Außen auf wundersame Art einfach annehmen zu können. »Ich bin wertvoll, ... ich kann mir trauen ..., das ist goldrichtig!«

Und für die eine ist es eine bestimmte Art der Körperhaltung ... ‚sich selbst berühren auf die ganz eigene Art und Weise, und für die andere ist es ein geliebtes Schmuckstück, ein Satz, ein Klang, eine Melodie oder die Wahrnehmung eines bestimmten Geruchs, die es leichter machen, wie von selbst diesen Zustand zu vertiefen. Mehr und mehr ganz selbstverständlich von dieser inneren Stimmigkeit und der Schimmer von Gold. In sich sicher zu sein ... und die Sicherheit, das Zutrauen, sich zu trauen, in sich ... in sich sicher spüren zu können, in dem Wissen, »es ist alles da!« und dabei den ganz eigenen nur für Sie passenden Satz zu finden oder bereits gefunden zu haben, Ihr »Sesam öffne dich!«.

Exduktion

... und nun die Möglichkeit, einfach solange es guttut in diesem Zustand zu verweilen ... und irgendwann selbst zu entscheiden, wann Sie die Sinne wieder bewusst mehr auf das Außen richten, wieder bewusster spüren, wie Sie hier im Raum sind, wie sich der Boden unter den Füßen anfühlt jetzt. Wieder bewusster wahrzunehmen, was Sie im Außen hören ..., und einfach abzuwarten, wann die ersten kleinen willkürlichen Bewegungen passieren, sich zu recken und zu strecken, tief durchzuatmen, um dann nach und nach alle Sinne nach außen zu lenken und die Augen erst zu öffnen, wenn Sie wieder ganz im Hier und Jetzt sind.

Die Weisheit des Flusses

Liz Lorenz-Wallacher

Einführung

Diese Trancegeschichte wurde 1995 von mir geschrieben und ist eine der wichtigsten Geschichten in meinem Seminar »Selbsthypnose und Biografiearbeit«.

Ein Teil der Trance basiert auf einer alten Sufi-Geschichte, die ich weiterentwickelt und immer wieder für unterschiedliche Thematiken adaptiert habe.

Induktion

Erlauben Sie sich, einen für Sie angenehmen und bequemen Platz im Raum einzunehmen ... Vielleicht möchten Sie lieber sitzen und Ihre Hände bequem auf den Schoß oder die Armlehne Ihres Stuhls (Sessels) legen ...

Vielleicht möchten Sie es auch genießen, behaglich auf dem Boden zu liegen ... sich vielleicht angenehm in eine Decke einhüllen ... Das Wichtigste ist ..., dass Sie es sich so bequem wie möglich machen. Vielleicht spüren Sie an manchen Stellen die Berührung mit der Unterlage deutlicher als an anderen Stellen ..., vielleicht spüren Sie, wie fest Ihre Füße auf dem Boden stehen ... oder ..., falls Sie liegen ..., wie Ihre Fersen und Waden auf dem Boden aufliegen ...

Sie können die Augen offen lassen oder schließen ... das ist völlig gleichgültig ..., denn Sie können mit offenen oder geschlossenen Augen in eine sehr angenehme wohltuende Trance gelangen ..., denn die genau optimale ..., für Sie im Moment stimmige Trancetiefe ... kann jetzt beginnen, sich ganz von allein einzustellen ... Sie können auch einfach abwarten, wann Ihre Augen vielleicht das Bedürfnis haben ..., sich ganz von allein zu schließen ..., einfach weil es behaglicher ist ... und Ihnen erlaubt, die vielleicht jetzt schon beginnende Entspannung noch mehr zu genießen ...

Mag sein, dass ab und an ... das ein oder andere Geräusch zu hören ist ... von draußen auch hier im Raum ..., und Sie können sogar jedes Geräusch nutzen ..., um behaglich und tief ein- und auszuatmen, um noch tiefer ... in einen Trancezustand zu gelangen ... Wenn Sie das Bedürfnis haben ..., Ihre Körperhaltung zu verändern, ... so können Sie das einfach tun ... und wahrscheinlich spüren ..., wie es Ihnen dann noch leichter fällt ..., in diesen heilsamen, wohltuenden, erholsamen Trancezustand zu gelangen ... und dabei ... die genau für Sie passende Trancetiefe zu erleben ..., die der Weisheit Ihres Unbewussten erlaubt ..., diese Tranceerfahrung optimal für Sie zu nutzen ...

Trance

... und vielleicht möchten Sie der Einladung folgen, dieser Geschichte zuzuhören ..., dieser uralten Geschichte von einem geheimnisvollen Fluss ..., der in einem fernen Land ... in einem mächtigen Gebirge entspringt ...

Sie können zuhören oder nicht, denn Ihr Unbewusstes kann zuhören ..., auch dann ..., wenn Ihr wachbewusster Verstand nicht zuhört ..., und das für Sie auswählen und nutzbar machen ..., was besonders hilfreich für Sie ist ...

In diesem mächtigen Gebirge ... so heißt es in den alten Überlieferungen ... stehen direkt nebeneinander ... zwei außergewöhnliche Berge ... Anstatt zweier Gipfel, so erzählt man sich, ... hätten diese beiden Berge zwei große flache Felsschalen gebildet, in denen sie das Wasser des Himmels sammelten ... Und eines Tages ..., nachdem die beiden Seen immer reichlich gefüllt waren ..., hätten die beiden Berge beschlossen ..., diesen Reichtum zu teilen ...

Am Rand der Felsschalen ... öffneten sie jeweils eine kleine Spalte ... und ließen dort immer einen kleinen Teil des Wassers überfließen ...

In zwei kleinen Rinnsalen ... floss das Wasser nun die Felsen hinunter ... und als beide Rinnsale am Fuß der Berge zusammentrafen ..., vereinigten sie sich zu einem kleinen Bach ..., der nun ... dem natürlichen Gefälle folgend ... seinen Weg ins Tal suchte, ... zunächst noch durch Geröll- und Felslandschaften ..., schließlich aber auch durch wunderschöne Bergwälder und Wiesen ... Und wie Bäche so sind ..., sie finden immer ihren Weg ... Sie umfließen Hindernisse mit Leichtigkeit ... und genießen ihre strömende Lebendigkeit ... Eines Morgens schließlich ... sah unser Bach in der glitzernden Morgensonne ... die weite Landschaft am Fuß der Berge vor sich ..., noch nie hatte er diese gesehen ..., und voll Wonne genoss er es ..., dort hineinzuströmen ... und nun ruhiger und gemächlicher fließen zu können ..., sich dabei in schwingenden, lebendigen Kurven zu bewegen ..., denn in der Natur gibt es keine geraden Linien ... Nach einer geraumen Zeit war aus dem Bach ... ein schöner, breiter Fluss geworden ..., der mit Neugier die unterschiedlichsten Landschaften ... entdeckte ... Mal floss er durch Wiesen, Felder ... und vorbei an Hügeln ..., er entdeckte unterschiedliche Tiere und Menschen an seinen Ufern ..., durchquerte auf seinem Weg Dörfer und große Städte ..., deren geschäftiges Treiben er mit Staunen beobachtete ...

Die Menschen liebten es ..., sich mit ihren Booten und Schiffen von ihm tragen zu lassen ..., und der Fluss liebte es ..., dabei seine große Kraft und Beweglichkeit zu spüren.

Manchmal saßen Menschen auch an seinem Ufer ..., sie erzählten ihm aus ihrem Leben ... von ihren Sorgen ..., ihren Sehnsüchten und Freuden ... Der Fluss hatte häufig Antworten für sie ..., aber die Menschen konnten ihn nicht hören ... Wenn sie aber gingen ..., fühlten sie sich oft auf eigenartige Weise beruhigt, getröstet ... und manchmal hatten sie sogar das Gefühl, dass ihnen ... am Ufer des Flusses ... plötzlich eine gute Idee ... oder die Lösung eines Problems eingefallen war.

Der Fluss hatte im Lauf der Zeit ... auch die verschiedenen Jahreszeiten erlebt ..., er lächelte in sich hinein ..., wenn er sich an den ersten Winter erinnerte ..., den er erlebte ..., das Entsetzen ..., wie sein Wasser an der Oberfläche ... bei den ersten starken Nachtfrösten ... plötzlich zu Eis erstarrte ... und wie er dann entdeckte ..., dass er unter der Eisschicht ... in seinen tieferen Schichten einfach weiterströmen konnte ... Immer wieder hatte er sich gesagt: »Hab Geduld ..., behalte deine Zuversicht ... Es wird bestimmt auch wieder besser werden ... eines Tages ...«

Am liebsten erinnerte er sich aber ... an das unbeschreibliche Glück ..., als er nach dem ersten langen Winter ... plötzlich spürte ..., wie die Eisdecke langsam dünner und brüchiger wurde ... und die ersten warmen Sonnenstrahlen des Frühlings ... die Starre auflösten ..., wie das Eis schließlich so dünn wurde ..., dass er es ... mit Leichtigkeit durchbrechen ... und sich aus der Starre befreien konnte, ... und dann dieses unbändige Gefühl der Freude und des Übermuts ..., mit dem er sich damals über seine Ufer in die Wiesen hinein ausbreitete ..., wie er dieses Glück genießen konnte ..., sich wieder frei zu bewegen ..., und danach wieder ... in seinem Flussbett weiterströmte. Diese Gedanken zauberten dem Fluss ein Lächeln auf seine sanft gekräuselte Oberfläche ...

Nachdem er dies nun schon viele Jahre erlebt hatte ..., durch die verschiedensten Landschaften geflossen war ..., den Wechsel der Jahreszeiten erlebt hatte ... und all ihre Besonderheiten kannte ..., da glaubte der Fluss ..., dass es für ihn nicht mehr viel Neues zu lernen gäbe ... und ... dass er nun doch schon ein sehr erfahrener, weiser Fluss sei.

Eines Tages jedoch passierte etwas völlig Unerwartetes ... er gelangte in eine Landschaft ..., die er noch nie zuvor gesehen hatte ... Wohin das Auge blickte ... nur unendliche Weite aus trockenem Sand und Dünen ... Der Fluss war in eine Wüste geflossen ...

Der Fluss versuchte nun einfach weiterzufließen ..., doch sein Wasser ... versackte einfach im Sand ... und so sehr er sich auch anstrengte, ... er kam nicht voran ... Bald schon war er völlig erschöpft ... von dem vergeblichen Versuch ... weiterzufließen ..., da hörte er plötzlich ein lautes, etwas spöttisches Lachen über sich ... Es war die Stimme des Wüstenwindes ... und er sprach: »Ich beobachte dich schon eine ganze Weile ... und ich sage dir ... So kommst du nicht weiter ... Du kannst nicht weiterfließen ... Du musst dich verändern!« – »Wie soll ich mich verändern?« fragte der Fluss ... »Ich muss fließen ..., das ist meine Natur ..., ich kann mich nicht ändern ...« Da lachte die Stimme wieder und sagte: »Nun, wenn du dich nicht veränderst ..., wirst du bald ein altes, brackiges Wasserloch sein ..., also entscheide dich ... Du musst dich verändern ... und ich kann dir dabei helfen ..., aber du musst mich darum bitten.« ... In seiner Not und Verzweiflung bat der Fluss nun den Wüstenwind ..., ihm zu helfen ...

Da blies der Wüstenwind ... mit seinem heißen Atem über den Fluss ... und verdampfte ihn zu einer großen, schwarzen Regenwolke, die sich in die Luft erhob ..., und auf seinen großen, starken Schwingen ... trug der Wüstenwind ... den Fluss über die Wüste ...

Mit der Zeit entspannte der Fluss sich und begann ..., diese Leichtigkeit ... zu genießen, und er staunte über den ... Weitblick und den ... Überblick ..., über die ganze Landschaft ringsum ..., eine ganz neue Perspektive ..., so wie er sie noch nie gesehen hatte ... Er schaute auch weit nach vorn ... und war da nicht ein zarter grüner Streif in der Ferne am Horizont ..., der rasch näher zu kommen schien? ... Und war dahinter ... in der Ferne ... nicht auch ein ... großes weites Blau ... bis zum Horizont? ... Neugierig richtete er seinen Blick nun auch nach hinten ... und zu seinem Erstaunen schien ihm ..., dass in der Ferne ... ganz schemenhaft ... ein großes Gebirge zu erkennen sei ..., und waren da nicht auch zwei seltsam geformte Berge? ... In diesem Moment ... tauchten Erinnerungen auf, ... ein vages, glückliches Gefühl ..., das er kannte ... War er nicht schon einmal ... als Wassertropfen durch die Luft getragen worden, ... sanft aufgefangen in einem kristallklaren See?

Der grüne Streif ... war bald als großer Wald zu erkennen, und ... als sie dort ankamen ..., ließ der Wüstenwind ... die Wolke ... sanft über dem Wald abregnen ... Der Fluss sammelte sein Wasser in einem neuen Flussbett ... und machte sich bereit weiterzuströmen ... Er bedankte sich beim Wüstenwind für seine Hilfe ... und für die reichen neuen Erfahrungen ..., die ihn ... ein für alle Mal ... verändert hatten ..., und doch war er auch er selbst geblieben ...

»Ja, so ist es immer«, sagte der Wüstenwind, »ich kenne das schon seit uralten Zeiten ..., die Wüste verändert jeden ... so oder so ...« Er lachte noch mal sein donnerndes Lachen ... und brauste davon.

Schon bald darauf begannen die Menschen, sich wunderbare Geschichten über den Fluss zu erzählen. Immer öfter geschah es, dass sie hören konnten, was der Fluss ihnen antwortete, wenn sie wieder an seinem Ufer saßen und ihm ihre Fragen, Sehnsüchte und Sorgen erzählten ... »Wenn du ganz still wirst«, so erzählten sie einander ... »dann kannst du ... tief in deinem Inneren ... seine Antworten voller Weisheit ... hören.«

Der Fluss aber hatte Sehnsucht ... nach dem weiten Blau ... Er wusste ..., dass er über der Wüste den Ozean gesehen hatte ..., und dorthin wollte er nun fließen ... zum Meer ..., der Heimat aller Flüsse dieser Welt.

Exduktion

Und ich werde nun eine Weile ... nichts sagen ..., sodass Sie die Trance in dieser Zeit einfach noch eine Weile ... ganz für sich genießen können ... *(Pause von ca. zwei Minuten)*

Und wenn Sie schließlich bereit sind ..., sich wieder zu reorientieren ..., dann können Sie das ... auf die Ihnen vertraute Art und Weise tun ... oder indem Sie einfach langsam ... von zehn rückwärts bis eins zählen ... und bei jeder Zahl rückwärts ... ein klein wenig wacher werden ..., und spätestens, wenn Sie bei eins angekommen sein werden ..., werden Sie wieder ganz hellwach sein von Kopf bis Fuß ... und die Augen öffnen ..., sich ein wenig strecken und dehnen ... und sich dann sehr erholt und erfrischt und hellwach fühlen.

Der Lebensbogen

Hanne Seemann[2]

Einführung

Die Metapher vom »Lebensbogen« ins therapeutische Spiel zu bringen, empfiehlt sich vor allem bei Patientinnen in der Lebensmitte und darüber hinaus. Oft haben psychische Probleme, insbesondere psychosomatische Störungen und Schmerzen, im Alter von 45 bis 50 angefangen oder haben sich in dieser Zeit erheblich verschlechtert, sodass die Betroffenen um Rat nachsuchen. Oft sind sie mit ihren Problemen schon eine ganze Weile in der therapeutischen Landschaft unterwegs und die Störung ist bereits chronisch geworden und hat sich von der Symptomatik her ausgebreitet. Die Symptome blockieren typischerweise das Voranschreiten in die Zukunft, besonders auffällig der Burn-out, Rückenschmerzen, Fibromyalgie, Panik- und Angststörungen. Und das in einem Lebensalter, wo die Frauen schon viel geleistet haben, sich »eigentlich« noch vital fühlen und noch einiges vorhaben – es geht aber nicht! Alles stagniert, ist mühsam und oft auch schmerzhaft, die Frauen sind verzweifelt und sagen: Wenn ich wieder gesund bin, habe ich noch dies und das vor. Oder aber, sie stecken fest und sind hauptsächlich mit den verschiedenen Therapien für ihre Beschwerden beschäftigt. Sehr oft trifft es Frauen, die vorher sehr aktiv, kompetent und erfolgreich waren und gerne gerade so weitergemacht hätten.

Der psychosomatische Hintergrund dieser Entwicklung ist Folgender: Es gibt in jedem Menschen eine Instanz – nennen wir sie Seele oder Unbewusstes –, die weiß: Das Leben soll rund werden, sich vervollständigen und bisherige Einseitigkeiten müssen nun ausgeglichen werden: Das bisher ungelebte Leben will hervortreten. Es drängt. Aber eben berufstechnisch zur Unzeit – und es lässt sich nur sehr schwer bis nach der Berentung vertrösten.

Hier hilft es zu sagen: Dazu erzähle ich Ihnen erst mal eine Geschichte und dann bereden wir, wie es ab jetzt weitergehen könnte.

Die Geschichte vom Lebensbogen kann einfach erzählt werden – allerdings sehr langsam! –, wobei die Patientinnen meistens *ohne formelle Induktion* in Trance gehen.

---

2 In leicht modifizierter Form zuerst erschienen in: Seemann 2018.

Trance: Die Geschichte vom Lebensbogen

Ich denke oft: Das Leben ist wie ein Regenbogen.

Manchmal ist der Regenbogen, den man da am Himmel sieht, brillant und farbig ... wie das Leben in seiner Fülle. Und manchmal ist er ganz durchsichtig und fadenscheinig, sodass man ihn kaum erkennen kann, ... wie das eigene Leben, wenn es einem durch die Finger rinnt.

Kennen Sie das kürzeste Märchen der Gebrüder Grimm?

Da sieht ein Mädchen am Himmel einen schönen Regenbogen und ruft dem alten Mann, der da auf einer Bank sitzt, zu: »Schau mal, ein Regenbogen!«

Und der Alte, das Kinn auf seinen Stock gestützt, sagt: »Ja, mein Kind ... Wenn du an das Ende des Regenbogens kommst, findest du einen Schatz!«

Und das Mädchen macht sich auf den Weg.

Früher fand ich den alten Mann infam: Jeder weiß, dass man das Ende eines Regenbogens nicht finden kann!

Bis ich selbst älter wurde und mir die Weisheit dieser Geschichte aufging:

Es ist die Metapher vom Lebensbogen.

Wir leben in der Zeit ... Das Auftauchen eines neuen Menschen in der äußeren Welt durchschneidet den Zeitpfeil ... Immer wenn ein Kind geboren wird, ist das der Anfang eines Lebensbogens und ein Schatz, den das Kind findet, ohne es zu wissen.

Ebenso wenn wir sterben, ... dann durchschneiden wir den Zeitpfeil wieder, und welchen Schatz wir dann finden werden, wissen wir auch nicht.

Dass Regenbögen, wenn wir sie vom Flugzeug aus sehen, rund und immer brillant sind ... und dass das auch für Lebensbögen gilt, wenn man sie aus platonischer Sicht betrachtet, das wäre zu bedenken.

(Wenn die Patientin die Augen offen hat, kann man nun mit der Hand Bögen von links nach rechts in die Luft zu zeichnen, ebenso den Zeitpfeil als Grundlinie, aus dem der Bogen auf- und wieder absteigt.)

Jeder Mensch hat einen ganzen Bogen: ... Wenn Kinder früh sterben, haben sie einen kleinen Bogen, ... Menschen, die alt werden, einen großen.

Wo genau man sich auf seinem eigenen Bogen gerade befindet, weiß man nicht, außer man ist schon alt. Dann weiß man, dass der Bogen sich schon lang geneigt hat und auf sein Ende zuläuft.

Bei Ihnen *(womit die Patientin angesprochen wird)* denke ich *(je nachdem wie alt sie ist)*, dass Sie schon ein kleines (oder ein ganzes) Stück über das *Hochplateau* Ihres Lebens hinweg sind.

Man kann also sagen: Ab jetzt geht es nur noch bergab

(Pause, damit die Patientin Zeit hat, zu seufzen)

und das ist gut so und sehr angenehm.

Erstens geht man bergabwärts langsamer, das schont die Knie, und zweitens hat man dabei einen weiten Blick auf die Landschaft ringsum, die da vor einem ausgebreitet liegt.

Wenn Sie so auf Ihre Zukunft schauen, merken Sie, dass Sie in viele verschiedene Richtungen gehen und ganz verschiedene Wege wählen können ..., wenn Sie wollen.

Die Frage, die sich viele in der Mitte ihres Lebens stellen: »War das jetzt schon alles? Kommt noch was?«, rührt daher, dass sie glauben, es gehe gerade so weiter wie bisher.

Und das ist ein schwerer Denkfehler! ... Weiter so wie bisher hat ja gerade dazu geführt, dass es überhaupt nicht weitergeht ... Daher kommen die Blockaden und Stillstände und all die Beschwerden, die das Weitergehen verhindern.

Nun ist etwas anderes dran ..., nämlich das Gegenteil, das die erste Bogenhälfte ergänzt.

Es ist ja jedem Bergsteiger klar: Der Aufstieg erfordert eine besondere Gangart: zielorientiert, planvoll, trittsicher, aufmerksam, um nicht abzustürzen ... Hindernisse überwinden oder umgehen ..., nach oben orientiert ..., sich anstrengen, durchhalten, etwas erschaffen und Verpflichtungen einhalten.

Dann, in der Lebensmitte, kommt man auf dem Hochplateau des eigenen Lebensbogens an ..., und hier hat man zum ersten Mal richtig freie Sicht in alle Richtungen.

Nun kann man, und sollte vielleicht auch, zum ersten Mal zurückschauen: ... auf die Anfänge ..., woher man gekommen ist ..., welchen Weg man zurückgelegt hat ..., und sollte sich selbst auf die Schulter klopfen: Ich bin noch am Leben und manches habe ich sogar gut gemacht!

Die Erträge können nun besichtigt werden.

Da braucht man vermutlich auch einigen Humor und Fehlerfreundlichkeit und Nachsicht mit sich selbst und ein paar anderen Leuten.

Diese Rückwendung in die Vergangenheit kann man sich leisten, denn von nun an wendet sich der Mensch herum und geht mutig über die Horizontalkurve in Richtung seiner Zukunft ..., wobei ihm sehr bald der Blick zurück nicht mehr gelingt. Die Vergangenheit verschwindet auf der Rückseite des Berges ..., aber sie gehört zu einem vollständigen Lebensbogen dazu und wird geehrt und geachtet und so ganz nebenbei auch mitgenommen.

Nun aber wieder zum freien Blick den Berg hinab, wo die weite Landschaft vor einem liegt mit all ihren Wegen und Pfaden und Wassern, die genau wie der Wanderer abwärts fließen.

An ihnen kann sich der Mensch ein Beispiel nehmen: Sie mäandern hierhin und dahin, bleiben eine Weile stehen, füllen einen Teich oder See und fließen weiter hinunter in den Fluss und später in das Meer.

Dort ist die Wanderung zu ihrem Ende gekommen ... und nun verstehen Sie, warum ich Ihnen empfehle, langsam zu gehen und immer mal zu verweilen.

Kurz und gut: In der jetzt beginnenden Zukunft ist was anderes dran als bisher. Es geht darum, zu sich zu kommen und das eigene Sein zu spüren, zufrieden zu werden und am Ende auf ein vollständiges Leben zu schauen.

Exduktion

Nach dieser langen Geschichte, die auch noch langsam erzählt werden muss, können sich der Therapeut und seine Patientin den unerfüllten Träumen, Wünschen und Lebenslandschaften zuwenden. Dabei ist es wichtig, in imaginären Räumen zu bleiben und die Patientin nicht in die konkrete Realität entwischen zu lassen – außer sie sagt: »Also gut, ich werde mal sehen, ob ich mir nicht doch das Häuschen auf Borkum kaufe, um das ich schon so lang herumgeschlichen bin.«

»Gut versorgt!« – Der Gang durch die inneren Räume

Elvira Muffler

Einführung

In Psychotherapie und Beratung begegnen wir so oft den Frauen, die erschöpft sind, die nicht aufhören können zu leisten oder zu kämpfen, die aber spüren, dass die Kraft nicht länger reicht. Frauen, deren Aufmerksamkeit mehr bei anderen als bei ihnen selbst ist, die sich wenig zutrauen, streng und oft abwertend mit sich umgehen, die sich oft selbst nicht wirklich für liebenswert halten. Frauen, die sich kaum trauen, ihre Wünsche wahrzunehmen, und wenn doch, diese schnell wieder abwehren, die darauf warten, dass ihre Partner, Kinder, Freundinnen oder Arbeitgeber gut zu ihnen sind und sie endlich besser versorgen. Immer wieder sind sie enttäuscht, wenn ihre Bedürfnisse nicht wahrgenommen und erfüllt werden.

Gleichzeitig gibt es eine große Ratlosigkeit, wie das gehen sollte, sich selbst besser zu versorgen, und manchmal gibt es sogar ein internes Verbot, dies zu tun. Gerne zitiere ich einen Satz, den ich selbst in meiner Ausbildung vor vielen Jahren von Hanne Seemann gehört habe: »Das Gegenteil von Tun ist nicht Nichtstun, das Gegenteil von Tun ist Sein.« Und ich frage meine Klientinnen, was sie davon halten. Häufig kommt darauf eine Reaktion wie: »Klingt gut! Aber wie geht das?!«

Diese Frauen brauchen eine Ermutigung, sich selbst gut versorgen zu können und sich selbst dafür die Erlaubnis zu geben, damit sie überhaupt auf die Suche gehen, was sie brauchen könnten. Ich unterstütze sie sehr gerne dabei, die Gestaltung ihres Lebens zu wagen, die Gestaltungsspielräume in ihrem Leben zu erkennen und diese auszufüllen und sich selbst mit den dazugehörenden Ecken und Kanten anzunehmen. Die Entdeckung der persönlichen Potenziale und die Lust an der Autonomie führen oft zu erstaunlichen Entwicklungen. Die folgende Trance verstehe ich (neben Aspekten des Pacing und diversen Reframings) im Sinne eines »Seeding«, in dessen Folge sich herausstellen wird, welche Aspekte für die Klientin besonders interessant, wirksam oder hilfreich sind, womit sie sich im Nachklang beschäftigen wird. Diese würde ich dann in den Folgeterminen aufgreifen und vertiefen.

Induktion

Machen Sie es sich bequem, ... so wie Sie am besten *sein* ... und die Aufmerksamkeit zu sich selbst nach innen richten können. Wenn Sie wollen, hören Sie mir ruhig zu, ... wenn es für Sie angenehmer ist, ... Ihren eigenen Gedanken, Bildern, ... Worten zu folgen, ... dann tun Sie ruhig das ... So wie es für Sie jetzt gut und richtig ist. Und vielleicht ist es Ihnen auch angenehm, beides zugleich zu tun.

So viel Aufmerksamkeit bei anderen, ... Tag für Tag, ... bei denen, die Sie lieben und die Sie mögen, ... aber auch bei all denen, die Ihnen gar nicht so wichtig sind ..., und dann noch die ganz anderen ... egal! ... Jetzt ist die Zeit, ... die Sie sich für sich *selbst* nehmen ... So viel zu tun, ... Zeit, sich zu lassen, ... alles darf sein, wie es ist, ... jetzt, ... in dieser Zeit ... und in diesem Raum ..., die ganz Ihnen gehören ...

Trance

»In den alten Zeiten, wo das Wünschen noch geholfen hat ...«, ist der Beginn des ersten Satzes im ersten Märchen der Gebrüder Grimm ... Ein wirklich wundersamer, ein magischer Satz ... Erinnern Sie sich ruhig daran, wie es war ... und wo es war ..., als Sie das so genau wussten ..., und wenn Sie wollen, nehmen Sie diesen Satz ruhig mit. ... Wer weiß, ... wofür Sie ihn vielleicht gut gebrauchen können ...

Und vielleicht merken Sie schon jetzt: ... Ihr Atem wird ruhiger ... und tiefer ... Ihr Atem, ... der Sie jeden Tag ... und jede Nacht genau *so* versorgt, wie Sie es grade brauchen ..., ganz von selbst, ... ganz eigenständig ... immer gut versorgt ... mit genau der richtigen Menge Sauerstoff, die Sie brauchen, ... und genau der richtigen Menge Kohlendioxid, die Sie ausatmen ..., weil Sie es nicht brauchen können ... Wenn Sie wollen, ... stellen Sie sich ruhig vor, wie Sie beim Einatmen ... zusammen mit dem Sauerstoff ... all das aufnehmen, was Sie brauchen, ... und beim Ausatmen ... zusammen mit dem Kohlendioxid ... das hergeben, was Sie *nicht* brauchen ... Gut versorgt, ... mit jedem Atemzug gut versorgt ... aus sich selbst heraus ... immerzu .... Tag für Tag ... Woche für Woche ... Monat für Monat ... Jahr für Jahr ... immer schon ... und jederzeit ... Und Sie spüren: ... die Ruhe wird mehr ...

Mehr und mehr Ruhe finden, denn: ... die Ruhe liegt ja in Ihnen ... Sie brauchen nur den Weg zu finden ..., den Weg in Ihnen ... zu dem Raum, ...in dem die Ruhe wohnt, und ... Kraft schöpfen, denn ... die wohnt ja gleich im Raum nebenan, ... dort, ... wo die Ruhe wohnt ...

Machen Sie sich ruhig auf den Weg, ... wenn Sie Lust haben ..., auf den Weg durch Ihre inneren Räume, ... und stöbern Sie ruhig ein wenig herum und: ... lassen Sie sich überraschen, ... welche Schätze Sie in sich tragen! ... Es ist ja alles da ... Immer schon ist alles da, was Sie brauchen ... Gut, sich zu erinnern, ... alles, was ich brauche, ist ja da! ... Nehmen Sie ruhig mit, was Sie brauchen ... und was Sie nicht mehr brauchen, ... laden Sie es irgendwo ab ... Das räumt sich dann irgendwo hin ... ganz von selbst ...

Altbekannte Räume, ... neue Räume, ... fast vergessene Räume, ... alles ist da! Wenn Räume sich schließen, ... andere sich öffnen ... kleine Räume ... große Räume ... Säle und Kammern ... Vorräume und Nebenräume ... Hinterzimmer ... Innenräume und Außenräume ... und natürlich auch die Zwischenräume ... Manche heller ..., manche dunkler ..., manche chaotisch und ... manche geordnet und klar ... manche voller ..., manche leerer ... Gut versorgt ... aus sich selbst heraus ... aus den Schätzen der inneren Räume ... Greifen Sie ruhig zu! ... Es ist genug von allem da ...

Manche haben Schatzkisten, ... manche, wie z. B. Königinnen, haben Schatzkammern, ... aber *Sie* haben so viele Räume ... voller Schätze ... Es ist ganz leicht und einfach, ... Sie brauchen nur ... sich zu sich selbst nach innen wenden, ... sich Zeit nehmen für sich, ... durch die inneren Räume schlendern und wissen: ... alles ist da! Alles, was ich brauche, ist da!

Und in manchen dieser Räume wohnen auch die Anteile von Ihnen, die Sie selbst ... und die Ihre Persönlichkeit ausmachen ... Besuchen Sie sie ruhig alle! ... Eine nach der anderen ... die Schöne ... die Starke ... die Kluge ... und auch die, die gar nicht so viel wissen will ... die Tatkräftige ... ja, und natürlich auch die Faule! ... Die weiß, wie man sich auch mal in Ruhe lassen kann ... die Disziplinierte ... genauso wie die, die einfach mal alles lassen kann ... die Humorvolle und die Alberne ... genauso wie die, die keinen Spaß verträgt ... die Traurige ... die Schüchterne ... und die Draufgängerin ... die Schusslige ... und die

Patente ... die Verlässliche ... und vielleicht auch die Untreue ... die Zugewandte ... und die Selbstverliebte ... die Kämpferin ... und auch die Friedfertige ... die, die sich durchsetzen kann ... die, für die es keine Rolle spielt, ... was andere denken, ... die, die es allen recht machen will ..., und all die anderen auch ..., alle sind sie da ... Sie brauchen sie bloß zu besuchen ... Sie wissen genau, dass ... jede ihre Berechtigung hat ..., dass jede Ihre Zustimmung braucht, ... weil ... jede Teil von Ihnen ist ..., begrüßen Sie sie ruhig alle ..., versichern Sie jeder, dass ... sie ihren sicheren Raum in Ihnen hat, ... und seien Sie gewiss: ... *Sie* entscheiden, ... wann welche die Oberhand hat ..., unterstützt von all den anderen ... *Die* wissen, dass auch sie die Oberhand und die Unterstützung der anderen haben, ... wenn sie dran sind ... So gut versorgt ... mit all diesen Teilen ..., mit diesem starken Team ..., alle sind sie für Sie da. ... Und wer weiß, ... wann man welche brauchen wird ...

Manche vertrauter ... und andere weniger ..., manche sind fast noch Unbekannte! ... Manche sind wie Mauerblümchen ..., deren Schönheit und Anmut erst dann zu sehen ist, ... wenn man sie (Sie) erkennt, ... sich ihnen (Ihnen) zuwendet ... Sie alle sind da, wenn Sie sie brauchen ... Sie entscheiden, ... wie viel Raum jede bekommt ..., wann sie die Oberhand hat ... Sie brauchen sich nur zu erinnern, ... sich Zeit nehmen, ... nach innen wenden ..., durch die Räume schlendern ... und *die* besuchen, die *Sie* brauchen, ... das mitnehmen, ... aus Ihren inneren Räumen ..., was *Sie* brauchen, ... von dort, wo es zu finden ist ...

Frieden, ... Freude, ... Schalk und Übermut, ... manchmal vielleicht auch die Kraft und die Lust zum Kämpfen, ... manchmal neugierig, ... manchmal vorsichtig, ... manchmal in Beziehung zu anderen ... und manchmal in Beziehung zu sich selbst ... und manchmal auch beides zugleich. ... Mal mehr von diesem ... und mal mehr von jenem, ... so, wie *Sie* es gerade brauchen.

Manche Menschen wissen ganz genau, ... es ist ja keine Kunst, die schönen Seiten an sich zu lieben, ... die, mit denen man sich gerne zeigt, ... mit denen man glänzen kann ... sie (Sie) wissen, ... die Kunst der Liebe entsteht ja *da*, wo sie (Sie) auch die nicht perfekten Seiten, ... die Unzulänglichkeiten ..., die Wunden ..., das Unfertige, ... ja auch die Abgründe ... mit liebevollem Blick betrachten ..., milde ... fürsorglich ..., sie annehmen ... und mögen. ... Denn sie sind ja ein Teil von ihnen (Ihnen) ... Und dann fällt es auch dem anderen leichter ..., diese

Seiten anzunehmen ... sie (Sie) zu lieben. ... Denn da entsteht sie, ... die wahre Qualität der Liebe ... Aber vielleicht ist das ja manchmal auch ganz anders ...

Ganz in Ruhe ... schlendern und stöbern, ... genau wahrnehmen, was da ist, ... mitnehmen, was Sie brauchen, ... besuchen, wen Sie wollen, ... sich überraschen lassen ... und spüren: ... alles, was Sie brauchen, ist da!

Vielleicht erscheint Ihnen im Rückblick auf Ihr bisheriges Leben ... vom einen zu viel ..., vom anderen zu wenig, ... vielleicht gelingt es Ihnen *jetzt* ..., milde und wohlwollend mit sich selbst ... zu erkennen: ... Sie haben das jeweils Beste gemacht, was zu jenem Zeitpunkt eben möglich war. ... Verzeihlich mit sich selbst im Rückblick ... und fürsorglich mit sich selbst im Jetzt: ... versorgen Sie sich mit dem, was Sie brauchen, ... was zu viel ist, wird weniger, ... und was fehlt, kann dazukommen, ... kann mehr werden. ... Gut versorgt das Leben gestalten, ... Ihre ganz eigenen Gestaltungsräume erkennen, ... sie akzeptieren und ausfüllen. Immer wieder: Gestaltungsräume erkennen, ... Gestaltungsräume akzeptieren ... und Gestaltungsräume ausfüllen. ... Es ist ja alles da.

Und dann gibt es diese andere Geschichte der Gebrüder Grimm[3], die so tröstlich endet: »... da fielen auf einmal die Sterne vom Himmel und waren lauter blanke Taler. ... Und ob es gleich sein Hemdlein weggegeben hatte, so hatte es ein neues an. ... Und das war vom allerfeinsten Linnen. ... Da sammelte es sich die Taler hinein ... und war reich für sein Lebtag.

Exduktion

Nehmen Sie sich dann *die* Zeit, die Ihnen genau richtig erscheint, um sich von Ihrem Gang durch die inneren Räume langsam für *jetzt* zu verabschieden. ... Nehmen Sie ruhig zwei, drei tiefe Atemzüge, um alles, was Sie an Hilfreichem gefunden haben, fest und sicher in sich zu verankern ..., damit Sie dieses Gefühl jederzeit mit zwei, drei tiefen Atemzügen wiederholen können. ... Sich verabschieden, jetzt, wohl wissend, dass Sie jederzeit an diesen Ort in sich zurückkehren können, ... jederzeit auf einen Gang durch die inneren Räume gehen

3 Siehe Grimm u. Grimm 1984, Bd. 3, S. 76.

können, ... wann immer Sie wollen, um sich gut zu versorgen. Und wenden Sie dann in *Ihrer* Zeit und auf *Ihre* Weise Ihre Aufmerksamkeit wieder von innen nach außen in diesen Raum, wo Sie in diesem Sessel sitzen. Und wenn Sie wollen und es Ihnen angenehm ist, können Sie sich ruhig ein bisschen recken und strecken oder auch gähnen, bevor Sie dann die Augen wieder öffnen.

Die ganz eigene Art

Stefanie Schramm

Einführung

Viele Klientinnen, die sich in Psychotherapie begeben, haben den inneren Kontakt oder das Vertrauen in die innere Weisheit verloren oder konnten dieses biografisch nicht ausreichend verfügbar entwickeln.

Diese Trance eignet sich, um Klientinnen darin zu bestärken, in inneren Kontakt zu gehen, eigene Wege zu entdecken und Themen auf ihre eigene Art anzugehen.

Dies wird auf verschiedenen Ebenen vermittelt, begonnen bei der eigenen Art, in Trance zu gehen, unabhängig von mehr oder weniger »vorgegebenen« Trancegeschichten.

Der Trancetext ist bewusst indirekt und unkonkret gehalten, um den Klientinnen den Raum zu eröffnen, wirklich Eigenes entstehen zu lassen und entdecken zu können.

Dabei ist es besonders wichtig, dass die Trance-induzierende Therapeutin innerlich und äußerlich die Sicherheit und das Vertrauen vermittelt (und auch selber spürt), dass solche Eigen-Erfahrungen entstehen können, selbst wenn der bewusste Verstand der Klientin (noch) daran zweifelt.

Sollte die Therapeutin selber Zweifel daran haben, so ist eine Selbsterfahrung mit dieser Trance empfehlenswert.

Bei sehr (selbst-)unsicheren Klientinnen, ggf. auch bei früh traumatisierten, können die sehr offen gehaltenen Sprachmuster dennoch Unsicherheit induzieren. In solchen Fällen können Teile der unten stehenden Trance in bestehende, stärker »vorgegebene« Texte eingebaut werden und/oder die Klientin mit stärker strukturierten Texten vorbereitet werden auf diese Tranceerfahrung der anderen Art.

Sollte eine Klientin nach der Trance die Rückmeldung geben, dass »nichts entstanden/spürbar geworden« ist, so ist auch dies als »Eigen-Art« zu utilisieren und wertzuschätzen und ggf. mit einer wohlwollenden Formulierung zu versehen, einfach weiter neugierig zu sein, was sich noch entwickeln wird ...

Während des Sprechens sollten die Formulierungen, die die »besondere und eigene Art« der Klientin hervorheben, auch sprachlich markiert werden, z. B. durch eine etwas andere Tonalität oder auch Sprechrichtung deutlich Richtung Klientin.

Induktion

Ich möchte Sie einladen, für die nächsten 20 Minuten die Arbeit an Ihrem Thema *(ggf. Thema der Klientin mit Schlagwort benennen)* auf eine andere Art fortzusetzen und sich fortsetzen zu lassen ... und einzutauchen für einen Moment in eine innere Tranceerfahrung und neugierig zu sein, auf welche Art diese andere Art des In-Kontakt-Gehens mit sich Sie bereichern wird und was wie von selbst angenehm und wohltuend für Sie entstehen wird ... und woran zuerst Sie merken werden: Diese Art ist eine ganz besondere Art ..., denn es ist *Ihre* Art, in Trance zu gehen ...

Und die äußere Haltung des Körpers so bequem einzurichten, wie es gerade möglich ist, und gleichzeitig schon jetzt mehr und mehr die innere Haltung ... und spüren zu können, auf Ihre ganz eigene Art, mit jedem Atemzug, mehr und mehr, wie von selbst, innerlich eintauchen zu können in eine ganz besondere, wohltuende Erfahrung ... auf diese – *Ihre* – ganze eigene Art ... und wie meine Kollegin Ghita immer sagt: »die äußeren Augen sich schließen zu lassen und die inneren sich öffnen«, und während ein Teil sich vielleicht noch fragt: »Wie soll das denn gehen? Und was genau?«, auf einer anderen Ebene die ganz eigene innere Erfahrung schon längst mehr als nur begonnen hat ..., und mit jedem Atemzug ... tiefer und tiefer ... näher und näher im inneren Kontakt ... mit sich ... in sich ...

Und neugierig zu sein, was entstehen kann, wenn innerlich Raum entsteht, Kontakt, Begegnung, und so vieles mehr in sich entstehen zu lassen ...

Auf die ganz eigene Art, im eigenen Tempo, eigene innere Wege in eine angenehme, wohltuende Trance ... und es so viele unterschiedliche Arten gibt, in Trance zu gehen ..., und manchmal gibt es Trancegeschichten von Frauen für Männer oder von Männern für Frauen, von Frauen für Frauen oder die Frau im Mann oder, oder ... oder von Älteren für Jüngere oder umgekehrt oder für das Kind in uns ... und man kann sich fragen, wo ist der Unterschied ... der Unterschied, der den Unterschied macht, wenn es einen Unterschied macht ... und da jede Hypnose als Selbsthypnose verstanden werden kann ... und egal von wem, für wen ... letztlich »Sie für sich«, »ich für mich« und »ich mit mir« und mit sich und in sich auf die ganz eigene Art mehr und mehr entdecken zu können, was es zu entdecken gibt in diesen besonderen Momenten des inneren Kontakts ...

Trance

Mehr und mehr wie von selbst die Erfahrung zu machen, da ist so viel mehr, als das Bewusste manchmal denkt ..., und innerlich andocken zu können und spürbar werden lassen zu können, was da noch ist, von Geburt an, ganz natürlich ... und der eine oder die andere würde sagen: » Das ist die innere Weisheit, die Intuition« oder, wie wir Hypno-Therapeutinnen sagen, »das Unbewusste oder Unwillkürliche« ... und so viele Begriffe ... und auch da sich fragen zu können, was ist der Unterschied, der den Unterschied macht, wenn es einen Unterschied macht für Sie, auf die eigene Art den eigenen inneren Weg zu entdecken und Begriffe sich finden zu lassen für das innere Erleben, da wo es gut und wohltuend und hilfreich ist ...

Aber gleichzeitig im Erleben ... schon jetzt spürbar werden kann, was es bedeutet, im inneren Kontakt all dies mehr und mehr wie von selbst verfügbar zu haben, ... und auf eine Art immer mehr in den Hintergrund tritt, wie genau es heißt und wie genau das geht ..., und während diese Fragen immer unwichtiger werden, gleichzeitig spürbar wird, was wirklich wichtig ist ..., was wirklich den Unterschied macht innerlich ... *Jetzt* ...

Und neugierig sein zu können auf die nächste Zeit und den Unterschied, der den Unterschied macht, all dies und noch viel mehr auf Ihre eigene Art wie von selbst verfügbar zu haben bei Ihrem Thema (ggf. Thema der Klientin mit Schlagwort benennen) ...

Und während ein Teil schon längst mehr als nur begonnen hat, diese inneren Erfahrungen hilfreich umzusetzen, mit einem anderen vorauszuschauen auf den Punkt, von dem aus Sie zurückschauen werden ... und mit diesem neuen Wissen und der Erfahrung in der Zwischenzeit ... und zurückschauen auf den Punkt, von dem aus Sie nun vorausschauen ... und sich freuen zu können über die Entwicklung und sich dann fragen zu können: »Wie jemals konnte ich denken, nicht zu wissen, was ich nun weiß ...«

Diese neue oder vielleicht wohlbekannte Art des inneren Kontakts in Ihrer Einzig-art-igkeit spüren zu können ... und es so berührend sein kann, innerlich sich von sich selbst und all dem, was da ist, wenn es ist, wie es jetzt ist, berühren zu lassen ... und mehr und mehr innere Freude darüber entstehen kann, dass all das schon längst da ist und es manchmal mehr eine Frage des genauen Hinschauens und Hinspürens als des Neuentwickelns ist ... Und all dies schon so lange in Ihnen ist ... und diese vielen Fähigkeiten ...

Ist es nicht groß-art-ig, was möglich wird, wenn wir uns die Zeit nehmen und die Zeit geben, auf diese Art in Kontakt zu treten ... und dieser Kontakt so viele unterschiedliche Formen annehmen kann ..., so individuell wie die Menschen, jeder für sich auf seine oder ihre Art ... einzig-art-ig ...?

... so viele unterschiedliche Formen, und für die eine oder andere so etwas wie eine innere Schatzkiste, die sich öffnen kann ..., und auch hier ... so individuell wie die Menschen, so einzig-art-ig die inneren Formen ..., und neugierig zu sein auf das, was entsteht innerlich ... eine Schatzkiste?! Ein anderes Behältnis? Eigene, andere Formen? Und was immer es ist, neugierig betrachten, entstehen zu lassen und zu entdecken, was es zu entdecken gibt auf jedem einzelnen Sinneskanal ... Was ist zu sehen? Welche Formen und Farben? Und wenn es ein Behältnis ist, wie ist es beschaffen ..., wie fühlt es sich an, wie ist die Oberfläche, wie die Temperatur ... und gibt es ein Geräusch oder eine Melodie, die damit verbunden ist? Oder sogar einen besonderen Geruch? Einen Geschmack? Und welcher Sinneskanal ist besonders prägnant?

Und was ist da schon lange drin? Von Geburt an? Vielleicht das ein oder andere etwas angestaubt oder von anderem verdeckt ... und genau hinzuschauen und hinzuspüren und hinzuhören ... und alles hineinpacken und sich packen lassen zu können, was Sie bewusst und unbewusst gerne als Wegbegleiter mitnehmen möchten, und vielleicht auch das eine oder andere, was direkt ins Auge sticht oder sofort hörbar wird oder auf eine andere Art, über eine andere Modalität spürbar wird und man sich manchmal fragt: »Wann und wie ist das denn dort hineingelangt?«

Und vielleicht ein bisschen so, wie wenn man einen Schrank ausräumt, den man schon lange nicht mehr ausgeräumt hat, man sich über das eine oder andere, was man dort findet, freuen kann, bei anderen Dingen vielleicht sich sagt: »Och das habe ich schon so lang da drin, ich hab mir immer eingebildet, ich werde es dringend eines Tages brauchen, vielleicht wäre jetzt der Zeitpunkt, diese Vorstellung loszulassen und auszusortieren.« Die Guten ins Töpfchen, die Schlechten ins Kröpfchen, ganz genau. Und manchmal, ich weiß nicht, ob

Sie das kennen, auch so eine Zwischenstufe: ein anderer Ort, an dem man Dinge aufbewahrt, wo man noch nicht so ganz sicher ist, was auf Dauer damit geschehen soll.

Und während ein Teil vielleicht noch damit beschäftigt ist, innerlich mit dieser Kiste, vielleicht so einer Art Schatzkiste ..., gleichzeitig vorauszuschauen auf den Punkt, von dem aus Sie zurückschauen und sich fragen werden, wie jemals Sie diesen ganz eigenen, besonderen, einzig-art-igen Umgang mit den Dingen und den selbstverständlichen Zugriff auf all die Inhalte der Schatzkiste oder wie auch immer Sie es für sich nennen mögen, wie jemals Sie denken konnten, dass Sie es nicht schon längst mehr und mehr ganz intuitiv immer dann verfügbar haben werden, wenn Sie es brauchen ...

Und wenn Sie mögen, während ein Teil noch auf den Punkt vorausschaut, von dem aus Sie zurückschauen werden ... gleichzeitig neugierig entdecken können, welche inneren Ideen noch entstehen ..., zum Beispiel in welcher Haltung ..., in welcher Körperhaltung, in welcher innerlichen Haltung und mit welchem Gesichtsausdruck und mit welcher Mimik und mit welchem inneren Gefühl Sie zu diesem Zeitpunkt auf Ihre ganz eigene Art in Verbindung treten können mit diesem inneren Wissen und der Sicherheit, die Schatzkiste, oder was auch immer es genau ist für Sie, jederzeit verfügbar zu haben.

Und diese Haltung für einen Moment im Hier und Jetzt spürbar werden zu lassen – ganz genau – und in Zukunft diese Haltung Sie erinnern wird – bewusst und unbewusst – an all das, was da ist ... in Ihnen ...

Exduktion

Und in dem Wissen, »jede Hypnose ist Selbsthypnose« und all das, und noch viel mehr ist in Ihnen ..., jederzeit wieder andocken zu können an dieses innere Erleben, und auf die eigene Art, im eigenen Tempo in eine angenehme Trance zu gehen und in inneren Kontakt und all das zu spüren, was da ist, und sich entwickeln zu lassen, was es braucht ... und auf diese Art auch zukünftig mit sich und in sich die eigenen Themen innerlich auf eine ganz neue, eigene Art betrachten zu können und neugierig zu sein, wie es sich dadurch verändern wird für Sie und woran zuerst sie jeweils spüren werden: Da ist so viel mehr, als das Bewusste manchmal denkt ...

Und dann, mit diesem Wissen und dieser Sicherheit und diesem Vertrauen auf Ihre eigene Art und in Ihrem eigenen Tempo sich zurückzuorientieren hier in diesen Raum und gleichzeitig wieder mehr und mehr in den äußeren Kontakt und zu hören, was es zu hören gibt hier, und zu spüren, den Körper auf dem Stuhl, und dann die Augen wieder zu öffnen, aber nun die Erfahrung zu machen, wie anders es ist, wenn der innere Kontakt bleibt in dieser besonderen Art ... und der innere und äußere Blick auf das Thema *(ggf. Thema der Klientin mit Schlagwort benennen)* mit der Zeit anders-art-ig werden kann ...

Gut genug – stark genug – klug genug

Claudia Wilhelm-Gößling

Einführung

Die folgende Trance dient dazu, einen inneren Genug-Ort zu entwickeln und Zufriedenheit, Selbstakzeptanz und Erfülltheit zu empfinden. Die Fähigkeit, einen solchen inneren Zustand erleben und erzeugen zu können, bedeutet mehr Unabhängigkeit von äußeren Einflüssen wie Zeitdruck, Konkurrenzdenken, den allgegenwärtigen Kauf- und Konsumanreizen, die zu innerer und äußerer Rastlosigkeit führen können sowie ein Streben nach »immer noch mehr, noch besser, noch schöner« fördern. Im inneren Genug-Ort entsteht Gelassenheit im Umgang mit eigenen Unzulänglichkeiten und auch das Eigene kann in seiner Einzigartigkeit – und damit Eigensinn – wahrgenommen und wertgeschätzt werden. Es geht darum, diesen Ort möglichst mit allen Sinnen zu erfahren, ihn mit den Augen, den Ohren, dem Geruchs- und dem Geschmackssinn wahrzunehmen, ihn taktil und haptisch zu erleben. Aufzufassen als Genügsamkeit, wird gleichzeitig realisiert, was für das eigene Leben, aber auch global als wirklich wichtig empfunden wird.

Diese Trance eignet sich im Grunde für alle Menschen. Vor allem aber für Menschen, die sich durch Alltagshektik oder Leistungsdruck belastet fühlen. Besonders werden diejenigen profitieren, die jenseits der Demut gegenüber den eigenen Möglichkeiten angesichts globaler Probleme wiederholt mit selbstabwertenden Gedanken zu tun haben, die denken, sie seien zu langsam, zu wenig gebildet, zu unflexibel. Die Trance eignet sich in abgewandelter Form auch für Menschen, die immer mal wieder in depressive Phasen abgleiten. Denn Depressionen resultieren nicht selten aus zunehmender Erschöpfung aufgrund von anhaltenden hohen Anforderungen, insbesondere in Verbindung mit sehr hohen Selbstansprüchen oder perfektionistischen Bestrebungen.[4]

Induktion und Exduktion erfolgen in der »Sie-Anrede«. Im Trancetext selbst wird im ersten Abschnitt hingeleitet zur Anrede »Du«. So entsteht, durch den stärkeren Bezug zum Privaten, zum Kindheits-Ich,

4 Vgl. Wilhelm-Gößling 2019M. E. G..

eine Vertiefung der Trance. Die Überleitung zur »Du-Form« wirkt ganz selbstverständlich, da sie als beginnender Selbstdialog konstruiert ist. In einem Setting, in dem normalerweise geduzt wird, soll das »Du« durchgängig als Anrede benutzt werden.

Am Ende der Trance soll genügend Zeit für die Re-Orientierung eingeräumt werden, bevor Rückmeldungen und ggf. der Bezug und Transfer zum eigenen Alltag besprochen werden.

Induktion

Ich möchte Sie nun bitten, es sich bequem zu machen, so bequem, wie das im Moment gerade möglich ist ... Erst einmal bemerken, was genau Sie wahrnehmen, und wenn Sie noch etwas ändern möchten, dann tun Sie das ruhig ..., es sich wirklich bequem machen. Lassen Sie sich Zeit ... und wenn Sie eine angenehme Schwere auf Ihren Augenlidern spüren, können Sie Ihren Augen erlauben, sich zu schließen, und Ihre innere Aufmerksamkeit darauf richten, wie sich die Entspannung weiter und weiter ausbreitet. Sie wissen, wie Ihr Körper sich tiefer und tiefer entspannen kann. Zum Beispiel, wenn Sie einschlafen ..., wenn Sie bemerken, wie die Muskeln sich beginnen zu lösen und zu lockern, wie sich die Entspannung langsam im Körper ausbreitet. Vielleicht von den Schultern über die Arme bis in die Hände zu den Fingerspitzen ... in den Nacken, den Kopf, das Gesicht, die Kiefergelenke ..., wie sich der Rücken entspannt, der Bauch und der Po, die Beine bis hin zu Ihren Füßen, die auf dem Boden ruhen. Falls da Gedanken sind, können sie einfach weiterfließen. Lassen Sie sich genug Zeit ... und die Atmung kann ruhiger werden und tiefer.

Sie können meine Stimme hören und sie später manchmal auch nicht mehr so genau hören, wenn Sie ein wenig abschweifen und Ihren eigenen Bildern und Gedanken nachgehen. Sie können alles, was zu viel ist, vorüberziehen lassen, und wenn etwas fehlt, dann ergänzen Sie das ruhig ... Sie spüren vielleicht jetzt schon, wie dieses wohlige Gefühl sich ausbreitet ... Sie brauchen gar nichts bewusst zu tun. Es ist gut so, wie es ist ... Und ich weiß nicht, wo sich dieses Wohlgefühl zuerst bemerkbar macht ..., wie Sie tiefer und tiefer gehen können ... und ob es mehr eine wohlige Wärme oder eher eine angenehme Frische oder eine heitere Gelassenheit ist ..., was auch immer für Sie angenehm ist.

Trance

Und während Ihr Körper sich mit jedem Atemzug, ganz von allein, noch ein wenig tiefer entspannt ..., können Sie Ihrem inneren Erleben erlauben, sich noch ein Stück weiter zu öffnen, und beginnen, ein inneres »*Genug*«, ein »Genughaben«, ein »Genugsein« zu empfinden. Das kann mit einem Gefühl von Leichtigkeit genauso beginnen wie mit einem schönen Bild, angenehmen Farben, vielleicht auch harmonischen Klängen. Womit auch immer ihr *Genug* verbunden ist. Vielleicht taucht dabei auch jetzt schon ein Ort auf und Sie können ihn sehen oder auch beginnen, ihn sich vorzustellen, ihn kennenzulernen, sich vielleicht darin einzurichten. Einen Ort, an dem Sie zu sich sagen können:

Du kannst Abstand nehmen von allem, was dich treibt. Du kannst aufhören, dich mit anderen zu vergleichen. Du kannst dich vollkommen zufrieden fühlen. Es ist gut so, wie es jetzt ist. Du hast alles, was du brauchst. Du kannst ganz bei dir sein.

Und du weißt ja, es geht dabei gar nicht um eine absolute Zufriedenheit oder dass dieses Gefühl *immer* da ist ... Aber es ist gut zu wissen, dass so ein Gefühl in dir ist und du das in dir entstehen lassen kannst. Dass du die Fähigkeit hast, an einen inneren Ort zu gehen, an dem du tiefe Ruhe, Erfüllung und Zufriedenheit empfindest, an dem nichts dich treibt, an dem alles da ist, was du gerade wirklich brauchst. Dieses ganz bestimmte Gefühl. Es ist gut. Es ist genug.

Das kann ein Ort nur für dich alleine sein. Oder ein Ort mit dir vertrauten Menschen, mit deinem Lieblingstier. Mit dem, was auch immer gerade für dich angenehm ist für so ein behagliches, sattes Empfinden.

Du kannst dich erst einmal in Ruhe umschauen. Was ist alles an diesem Ort zu sehen? Was immer dir angenehm ist. Welche Farben, welche Dinge siehst du an deinem Genug-Ort? Ist es ein Ort, den du kennst? In der Natur? In einem Gebäude? Ist es ein Fantasie-Ort, der das enthält, was wichtig ist für dein inneres Genug? Was auch immer das für ein Ort ist, lass dir ruhig Zeit. Und schaue, was du sehen kannst ... Ich sehe. Und wenn etwas fehlt, dann ergänze das ruhig, und wenn etwas zu viel ist, kannst du es einfach ausblenden ... und du weißt vielleicht, dass sich die Augen besonders gut entspannen können, wenn sie in die Weite blicken, wenn sie vor dem Horizont in unterschiedlicher Entfernung etwas sehen können. Wie zum Beispiel bei einem Blick über verschiedene Höhenzüge oder über das Meer, auf entfernte Inseln und Küsten oder ein Blick aus einem Fenster heraus auf das, was gerade zu sehen ist, was angenehm ist, was schön ist für dich. Menschen nennen das manchmal eine Augenweide ... Ich sehe.

Und was gibt es Wohlklingendes zu hören? Etwas, was sich angenehm anhört für deine Ohren. Eine Melodie, harmonische Töne. Geräusche der Natur? Geräusche, die eine beruhigende Wirkung entfalten, damit deine Ohren alles haben, was sie brauchen. Vielleicht das Rauschen des Windes, Plätschern von Wasser, Vogelgezwitscher, eine Melodie, einfach die Stille ... Was immer du gerne hören magst, was du verbindest mit deinem Genug ... Und du weißt, Musik kann Menschen tief berühren, und angenehme Klänge werden manchmal Ohrenschmaus genannt. Ich höre ... und wenn etwas zu viel ist oder vielleicht ein wenig zu laut, dann kannst du es einfach leiser drehen oder ganz ausschalten ... Ich höre.

Und was kannst du an diesem Ort in deinem Körper spüren? Ist es bequem genug und du findest eine angenehme Position? Du kannst dich vielleicht anlehnen? Ist es warm genug und du kannst eine angenehme, wohlige Wärme spüren? Ist dein Körper entspannt und du empfindest Leichtigkeit, Geborgenheit und genießt es vielleicht, dich frei zu fühlen? Was bereitet deinen Sinnen Behagen? Lass dir ruhig Zeit ... Ich spüre. Und vielleicht kannst du auch einen Wohlgeruch wahrnehmen, einen Geruch, den du mit tiefer Ruhe verbindest? ... und wie ist der Geschmack, der dich jetzt ganz zufrieden sein lässt ..., vielleicht frisches, klares Quellwasser und du kannst die Frische schmecken? Was immer gerade für dich angenehm ist. Und du weißt ja, Geruch und Geschmack sind eng miteinander verbunden und ein Wohlgeruch kann ein Wohlgefühl vertiefen, ... so angenehm ... Ich spüre.

Du kannst bemerken, was du gerade wirklich brauchst, um dieses »es ist genug« zu empfinden. Auf angenehme Weise satt zu sein. Genug, um dich jetzt ganz erfüllt zu fühlen.

Und ist es nicht so? Im Augenblick der Zufriedenheit haben Menschen genug, spüren vielleicht ein Genug-Sein. Und umgekehrt? Sind Menschen erst dann zufrieden, wenn sie genug *haben*? Und was heißt eigentlich »genug haben«? Genug Wissen? Genug Nahrung? Genug Freunde? Genug Abwechslung? Genug Ruhe? Genug

Wärme? Oder vielleicht ... es reicht! Mehr brauche ich jetzt nicht! Mehr will ich nicht!

Und Menschen haben die Fähigkeit, Glück zu spüren. Das scheint eher ein innerer Reichtum zu sein. Du weißt auch, Glück, das sind Momente, die du wieder und wieder erleben kannst.

Menschen haben die Fähigkeit, zufrieden zu sein, und Zufriedenheit ist mehr ein anhaltender Zustand. Und in diesem Zustand haben Menschen das, was sie gerade brauchen, und kosten diese Zufriedenheit aus, fühlen sich vielleicht auch genügsam. Und *wie* fühlt sich dieser Zustand für dich an?

Während du dich umschauen kannst an deinem Genug-Ort, vielleicht dabei einen tiefen Atemzug nimmst, kannst du diesen Ort in seiner Gesamtheit auf dich wirken lassen ... Und wenn das heute noch nicht mit all deinen Sinnen gelungen ist, ist das völlig in Ordnung. Es ist gut, sich damit beschäftigt zu haben, einfach erst einmal an einen solchen Ort gedacht zu haben und ihn dann früher oder später auch für sich zu gestalten. Lass das alles in deinem Inneren vorüberziehen und prüfe, ob sich alle deine Sinne behaglich fühlen, und ändere ruhig, wenn da noch etwas zu ändern ist, damit du dich rundum zufrieden und erfüllt fühlen kannst: Ich sehe ..., ich höre ..., ich spüre.

Vielleicht bemerkst du auch etwas ganz Bestimmtes, etwas besonders Angenehmes, was dich dieses *Genug* ganz deutlich empfinden lässt. Dann nimm genau das für dich noch einmal ganz genau wahr und vertiefe es.

Wenn du magst, kannst du diesen Ort jetzt noch für dich verankern. Du kannst mit dir ein Zeichen für diesen Ort vereinbaren, ein Symbol, eine Farbe, ein Geräusch, eine Geste oder auch ein Wort, eine Überschrift ... lass dir ruhig Zeit ... Ein Zeichen, das du mit dir verabredest und das dich immer an diesen Ort zurückführt. Verdeutliche dir dieses Zeichen jetzt innerlich.

Exduktion

Und während du noch ein wenig verweilen kannst, bevor du in deinem Tempo wieder auftauchst, kannst du dir klarmachen: Wann immer du möchtest und vielleicht gerade dann, wenn du wieder mal unter Druck stehst, wenn du einen Mangel wahrnimmst, eine nagende

Unzufriedenheit oder wenn du vielleicht den Wunsch nach einem intensiveren Wohlgefühl oder einem Kick verspürst, dann kannst du dich an deinen Genug-Ort erinnern und an das, was wirklich wichtig für dich ist, wie sich das anfühlt und wie wohl dir das tut. Und du kannst dann einfach für ein paar Momente innehalten, um zu prüfen: Was brauchst du mehr, damit es genug ist? Oder brauchst du weniger, um ganz bei dir zu sein?

Und ich weiß nicht, ob sich zuerst deine Füße oder deine Hände bewegen werden und wann du dich recken und strecken wirst, um erfrischt aus der Trance aufzutauchen, und wann sich deine Augen öffnen, um hierher in diesen Raum zurückzukehren, langsam, in deinem Rhythmus aufzutauchen, mit dem Gefühl von Ruhe und tiefer Zufriedenheit.

Und wenn Sie hier wieder angekommen sind, öffnen Sie die Augen. Vielleicht recken und strecken Sie sich noch einmal. Sehen Sie sich im Raum um, spüren Sie, dass Sie erfrischt und jetzt wieder ganz hier sind.

Innehalten: Im Fluss des Lebens

Ghita Benaguid

Kinder, Küche, Karriere – und dabei auch noch Selbstfürsorge? Wie soll Frau das alles unter einen Hut bekommen? Pausenlos im Einsatz und ständig überfordert.

Hier sollen Therapien häufig optimieren, indem sie das Zeitmanagement verbessern und anspornen, denn: »Das muss doch zu schaffen sein, andere schaffen das auch!«, »20 Minuten Mittagspause? Undenkbar!«.

Statt in der Therapie über Strukturoptimierung und Verhaltensänderungen zu reden, bieten sich Suchprozesse an, die einladen, im eigenen Lebensfluss innezuhalten, um in innere Welten einzutauchen und zu Lieblingsorten zu reisen. Diese inneren Bilder machen gelassen und verbinden über ein Naturerleben mit einem großen Ganzen. Sie regen eine spirituelle Erfahrung im weitesten Sinne an. Es ist wichtig, die Metaphern der Klientin zu utilisieren und die Trance an ihre Reiseerfahrungen anzupassen. Um diese Lücke zu füllen, habe ich mir erlaubt, eine eigene Lieblingsreise ins türkische »Paradies Café« an der lykischen Küste einzuflechten.

Induktion

Innehalten ..., sich eine Pause gönnen im Lebensfluss ..., »20 Minuten nur für mich«..., Reiselust? ... Die Perspektive wechseln, während die Zeit stillzustehen scheint und zugleich wie im Fluge vergeht. Zeit der Besinnung ...

Übergänge, sich erlauben, es sich bequem zu machen, die Haltung zu verändern, äußerlich wie innerlich – jederzeit. Übergänge, ganz von selbst. Eben noch die Bewusstheit um das Wetter draußen, andersartig zu jeder Jahreszeit. Wobei die Dinge im Außen mehr und mehr in den Hintergrund treten können, während Sie beginnen können, dem zu folgen, was bereits angefangen hat sich zu entwickeln, ganz von selbst.

Gerade noch bewusst den Alltag zu strukturieren, »Mama hier, Mama da, kannst du nicht mal gerade ... schnell ... noch?«, und zugleich mehr oder weniger bewusst das wohltuende Wissen um den eigenen fließenden Rhythmus immer in sich zu tragen.

Trance

Ankommen ... im Fluss des Lebens ..., ein kleines orientalisches Naturidyll ...

Im Fluss sein auf einer hölzernen Plattform, Verbindungen durch Holzstege mit den Nachbar-Plattformen ..., wie kleine Inseln jede für sich und doch verbunden ...

Die Sinne öffnen ... und dabei sehen ... und hören können, wie das Flusswasser unter der Plattform sanft dahinströmt.

Diese Plattformen aus Holzdielen laden ein anzukommen, sich auszuruhen, sich zu finden ...

Viele zur Erholung und Entschleunigung einladende Kissen, bunte Fäden, die in arabesken Mustern immer neu zusammenfinden und diesen besonderen Duft ausströmen, es sich immer noch bequemer zu machen. Ein Hauch von frisch gebrühtem Mokka verbunden mit der sinnlichen Süße von zufriedenem Genuss. Mittagszeit. Siesta halten ... Innehalten. Pause machen und Türen im Außen, die sonst offen stehen, für diesen, meinen Moment zu schließen.

Die klaren Konturen, ob Vordergrund, ob Hintergrund, sie (Sie) scheinen sich ganz selbstverständlich zu verändern mit der Zeit.

Wellen im Fluss, wie der Atemfluss, von Geburt an im eigenen Rhythmus ..., eine Reise zu sich selbst: Einatmen, ... ausatmen ... Atempause ..., zur rechten Zeit aufnehmen, was guttut, frische angereicherte Luft, Nährstoffe.

Sich darauf verlassen zu können, der Körper nimmt sich ganz von selbst, was er braucht, um zu transformieren und abzugeben, was überflüssig ist, beim Ausatmen. Mit jedem Atemzug ... loslassen ... und sich dem Atemfluss vertrauensvoll hingeben.

Die Richtung des Flusses ist eindeutig, von der Quelle zur Mündung. Inhalte vermischen sich. Wasser, süß oder salzig ...

Eins werden. Gedankenfetzen, die ihren festen Platz im Gesamtbild des Lebens haben, früher oder später finden sie (Sie) sich. Im eigenen Tempo ... Eins werden. Verbindungen entstehen ganz von alleine zu ihrer (Ihrer) Zeit.

Hinspüren, den eigenen Raum wahrnehmen beim Atmen ... auf die ganz eigene Art und Weise ..., auf die ganz eigene Art und Weise *für sich* sorgen im eigenen Atemfluss.

Wie von selbst hebt und weitet sich der Körper beim Einatmen, um zu integrieren, was in Fluss ist ... wie Wellenbewegungen ... »Genau ... mir Zeit nehmen für mich selber! ... genau jetzt!«

Und vielleicht ein Luftzug, der Wind, der Atem? Streichelt sanft über die Haut, warme Luft hinterlässt viele Eindrücke, kunterbunt, fremd und auch vertraut.

Im eigenen Rhythmus, im Kontakt sein mit sich selbst.

Reifen, Knospen, mit dem inneren Wissen, sich zur rechten Zeit auf die eigene Art nach außen zu öffnen, um anmutig das Innerste zu zeigen, Knospen, erblühen, sie (Sie) geben ihr (Ihr) Herz frei.

Beim genaueren Betrachten des erblühten Herzens scheint sich das Licht schemenhaft zu brechen. Konturen beginnen zu schwimmen ..., eintauchen, im Fluss sein. Im Hintergrund der Fluss, reinigend umspült er die sichere Plattform. Vielleicht steigen aus der Mitte vor den inneren Augen Bilder auf von Reinigung, von Selbstfürsorge? ...

Bewusst den scheinbar vertrauten Klängen menschlicher Sprache zu lauschen und jetzt nur noch leise wie aus der Ferne »Mama hier, Mama da«. Und diese Stimmen mischen sich mit den eigenen inneren Worten in dieser besonderen Atmosphäre. »Genau! Einfach jetzt *für mich* da sein!«, ganz einfach und selbstverständlich mit diesem wohligen Körpergefühl.

Das innere Wissen, wie Wohlwollen klingt, umsorgt zu sein von der Achtsamkeit und der Liebenswürdigkeit anderer Menschen und Kulturen.

Um vielleicht dabei auch die Resonanz der wunderbaren Klänge eines Windspiels wahrzunehmen, wie tiefe Wellen immer im Fluss. Ein Gong wie ein Perpetuum mobile, aus sich selbst heraus ... bewegt im Wind ..., und erfindet immer wieder neue Melodien und Harmonien, um damit den Weg zur inneren Stimme freizugeben.

Ruft in der Ferne der Muezzin zum Gebet? ... Tauchen Erinnerungen auf an das vertraute Glockengeläut ...? Der Ruf zur inneren Einkehr ...

Zeit der Besinnung auf die ganz eigene Art … nur auf die ganz eigene Art im Gebet sein mit sich selbst …

Der eigenen inneren Stimme zu lauschen. Und diese Sehnsucht, sich führen zu lassen, lauschen, was da anklingt, und dem Ruf zu folgen durch Licht und Dunkel, Sonne und Schatten. Stimmen im Hintergrund …, innehalten … Hinhören, was anklingt, wenn ich im Fluss bin, welche Resonanz wo im Körper erlebbar werden kann, und dabei die Wellenbewegungen … »Zeit für mich, ganz selbstverständlich, jetzt ich!«

Und sich wirklich zu erlauben, die Einzigartigkeit dieser sinnlichen Erfahrung zuzulassen. Das sichere Gefühl der Geborgenheit in sich selbst klarer werden zu lassen, ganz aus sich selbst heraus bei sich zu sein.

Diese innere Klarheit in Wellen, glasklares Wasser … In dem Vertrauen, vom Vertrauten wie Unvertrauten geleitet zu sein im eigenen Lebensfluss …

Übergänge ganz von selbst, im eigenen Rhythmus, mitzunehmen in den Alltag, die nächsten Stunden und Tage, mitnehmen, was hilfreich ist an Eindrücken, an Entspannung und Gelassenheit. »Zeit für mich!«

Exduktion

Einfach weiter dem eigenen Rhythmus folgen und in Wellen wieder auftauchen, »ganz für sich«. Bewusst oder unbewusst in der Gewissheit, all das mitnehmen zu können, was hilfreich ist …

Sich zurückorientieren durch die Vergangenheit, zurück in die Zukunft ins Hier und Jetzt. Denn morgen ist heute schon gestern …

Die Rudertrance ... zur Insel der Erkenntnis

Dorothea Thomaßen

Einführung

»Mit einer Metapher macht der Klient dem Therapeuten ein großes Geschenk, nutzt es«, hatte Ulrich Freund (2000) uns während unserer Ausbildung eingeschärft. Und er gab uns einen zweiten wichtigen Satz mit auf den Weg: »Wenn jemand *eigentlich* sagt, ist das Wichtigste noch verborgen. Denkt an Eugen Drewermanns Buch *Das Eigentliche ist unsichtbar*« (vgl. Drewermann 1984).

Dann kam eine Klientin, die, wenn sie an ihr Leben dachte, einen See der Tränen vor sich sah. Sie wollte darüber hinwegkommen, und auf meine Frage, wie das denn geschehen könne, antwortete sie: »Eigentlich heißt das: Bete zu Gott und rudere weiter!« Der Tränensee und das Rudern hatten sich in meinem Kopf festgesetzt, an das eigentlich erinnerte ich mich erst später. Ihre Metaphern induzierten in mir eine Trance, die Rudertrance, die ich für die Klientin bis zu unserer nächsten Sitzung entwickelte.

Induktion

Wir werden heute zur Insel der Erkenntnis rudern. Auf dieser Insel tauchen wie von selbst Lösungen, Intuitionen, eben hilfreiche Erkenntnisse auf. Die Insel liegt mitten in einem See, bei manchen Menschen heißt er Tränensee, und es können Tränen der Trauer und des Glücks sein. Sie werden um diese Einsichten wissen, wenn Sie anschließend entweder ganz über den See gerudert sind oder an Ihren Ausgangspunkt zurückkommen.

Bevor wir mit der eigentlichen Trance beginnen, möchte ich mit Ihnen rekapitulieren, welche Muskeln Sie beim Rudern einsetzen. Darum möchte ich Sie bitten, sich einfach mal hinzustellen und Ihre Arme zu beugen und zu strecken und dann Ihre Beine zu beugen und zu strecken. Wenn Sie zu Ihren Armen gehen, welche Muskeln sind stärker, die Beuger oder die Strecker?

...

Genau, die Beuger, denn die arbeiten gegen die Schwerkraft, während die Strecker mit der Schwerkraft arbeiten.

Bei Ihren Beinen, welche Muskelgruppen sind hier stärker, die Beuger oder die Strecker?

...

Ja, genau umgekehrt, die Strecker, denn hier arbeiten diese gegen die Schwerkraft, während die Beuger mit der Schwerkraft arbeiten.

Und wenn Sie sich jetzt setzen ...

Trance

... kann es losgehen. ... als sei der Stuhl eine Ruderbank ... Vielleicht können Sie die Augen schließen und sich weiter in die Ruderbewegungen einfühlen, ... Wie sieht das Boot aus? Welche Farbe hat es? Und wenn es da, ... noch in Ufernähe, im Wasser liegt, ... welche Geräusche macht das Rudern? ... Und wie fühlt sich das an ...? Schauen Sie sich ruhig das Seeufer an ... und irgendwo in der Mitte des Sees liegt die Insel der Erkenntnis ...

Vielleicht beginnen Sie schon, das Boot auf die Insel hin auszurichten ... ja, sie liegt dann in Ihrem Rücken, denn beim Rudern sieht man das, was man zurücklässt ..., während das Ziel hinter einem liegt ... ein rückwärtsgewandtes Vorwärtskommen oder ein vorwärtsgewandtes Rückwärtskommen ... Man sieht die Insel nicht ..., sondern man sieht das Ufer, ... und je weiter man sich vom Ufer entfernt, desto mehr sieht man von dem, was man zurücklässt, ... vielleicht zuerst die Ablegestelle, ... dann mehr und mehr vom Ufer ..., mehr und mehr von der ganzen Landschaft ..., man sieht, was man zurücklässt, das Kommende sieht man nicht.

Und wenn man dann so rudert, ... ganz im eigenen Rhythmus, dann ist es so wichtig, dass beide Seiten gleich stark rudern ... Welche Seite ist Ihre starke Seite, rechts oder links? ... Sie wissen, beim Rudern darf sich Ihre starke Seite mal nach der schwachen Seite richten ..., denn die schwache Seite ist auch stark, aber sie kann nur so, wie sie kann ... Wenn die starke mit voller Kraft rudern würde und die schwache käme nicht mit, würden Sie sich nur im Kreis drehen. ... Beim Rudern darf Ihre schwache Seite einmal die Führung übernehmen ... und zeigen, was sie kann.

So ganz im eigenen Rhythmus ... vor und zurück, vor und zurück ...

Und wenn das Ruder hinter Ihnen ins Wasser eintaucht, ... wie sind dann die Arme ... und wie die Beine? ... Genau, die Arme sind gestreckt und die Beine gebeugt ... und während das Ruder durch das Wasser zieht, beugen sich die Arme und strecken sich die Beine, mit anderen Worten, ... die starken Muskeln an Armen und Beinen ziehen gleichzeitig das Ruder durch das Wasser. ... Wenn es dann durch die Luft wieder zurückgeführt wird, gebrauchen Sie nur die schwachen Muskeln an Armen und Beinen. ... genau umgekehrt. ... Das Starke arbeitet im starken Widerstand, das Wasser, das Schwächere fürs Leichte, das Luftige ... und so wird der Widerstand des Wassers genutzt ... und der der Luft ...

Und während das Ruder nach hinten geht, beugt sich der Körper vor ..., und wenn sich der Körper zurücklehnt ..., zieht das Ruder nach vorne ..., vor und zurück ..., vor und zurück ..., ganz im eigenen Rhythmus rudernd, ... rückwärtsgewandtes Vorwärtskommen ..., vorwärtsgewandtes Rückwärtskommen ..., in Balance, wenn sich die starke Seite nach der Kraft der schwächeren Seite richtet ... Muskelgruppen optimal nutzend ..., genau richtig für das jeweilige Medium ... und so Widerstand nutzend ... Gegenläufigkeit von Ruder und Körper ..., lauter interessante Paradoxien.

Die eigene Kraft spürend, bei diesem rhythmischen Geräusch des Ruderns ... Wie kommen diese Paradoxien zustande? ...

Das ist alles wegen dieses Dreh- und Angelpunktes ..., die einfache Aufhängung der Ruder ... Drehen und Angeln ... Höhe und Tiefe ..., leicht und schwer ... Alles wegen dieses Dreh- und Angelpunktes ...

Und irgendwann erreicht das Boot ... die Insel der Erkenntnis ... Vielleicht sachte oder man spürt ein Ruckeln ..., um dann an Land zu gehen ... Wo ist ein guter Platz? ... dort einfach zu sein!

... zum Erkennen ... Verstehen ... Begreifen ..., einfach ... still

...

Einfach so.

...

...

Lass die Dinge an ihren Platz fallen.

...

...

Einfach so ...

...

Einfach still ... und erkennen ..., verstehen ..., begreifen ...

An einem guten Platz auf der Insel der Erkenntnis ..., um sich dann ... irgendwann ... wieder auf den Weg zurück zu machen. Ins Boot ..., auf die Ruderbank ... und zurückrudern ... oder weiterrudern ..., je nach Erkenntnis ...

Rudern ... im eigenen Rhythmus ... mit all diesen interessanten Paradoxien ..., vor und zurück ..., auf und ab ..., beugen und strecken ..., gegenläufig oben und unten ..., Widerstand nutzend ... und alles wegen dieses Dreh- und Angelpunktes ..., ganz einfache Aufhängung.

Und die starke Seite darf sich nach der schwachen richten ... in Balance ..., denn so kommt man vorwärtsgewandt rückwärts ..., rückwärtsgewandt vorwärts ..., und je weiter man sich von der Insel entfernt, desto mehr kann man von ihr erkennen ... Zuerst vielleicht nur die Anlegestelle ..., dann mehr und mehr vom Ufer ..., bis man sie wieder aus dem Auge verliert ... und über den See zurückkommt.

... und dann legt das Boot wieder am Ufer an. Wieder an Land ..., zurück oder woanders ... und mit neuen Erkenntnissen. Und lassen Sie sich Zeit, bis das Boot wieder sicher anlegt und Sie mit Ihren Erkenntnissen gut landen.

Exduktion

Um dann, ... wenn Sie so weit sind, die Augen zu öffnen, die Arme zu recken und zu strecken und tief durchzuatmen.

Wie ging die Geschichte mit meiner Klientin weiter? Sie sagte während der Trance: »*Eigentlich* kann ich nicht rudern. Ich springe lieber ins Wasser und schwimme, das kann ich nämlich. Außerdem will ich sehen, was kommt.« Stimmt, da war doch noch das *Eigentlich* gewesen. Ich hatte es überhört, doch sie hatte mir daraufhin ihre Ressource gezeigt. Sie kann schwimmen.

Und was geschah mit der Rudertrance? Ich setze sie gerne ein: Die vielen Paradoxien führen bei vielen über ein mentales Overload zu einer heilsamen Stille im Kopf, einfach so. Von Vorteil ist es, wenn man zuvor den Auftrag geklärt hat und ein Seeding hinzufügt, dass die Erkenntnisse, die sich auf der Insel finden, zielführend sein werden.

Endlich zufrieden?!

Rosa Schuber

Einführung

Diese Trance ist für leistungsorientierte Frauen gedacht, die mit viel Pflichtbewusstsein große Anstrengungen auf sich nehmen, um »endlich« zufrieden zu werden. Häufig berichten Frauen, dass sich das Gefühl der Entspannung, auch nach größten Anstrengungen, nicht mehr einstellt. Frauen beschreiben das als ermüdend und fühlen sich erschöpft. Das Muster beschreiben sie als nahezu zwanghaft und eher alternativlos. Den Frauen ist nicht klar, warum sie Anstrengung aufrechterhalten und nicht abschalten können. Diese Übung zielt auf eine Neuverhandlung dieser Ambivalenz von Leistungsanspruch und Entspannung.

Einer der österreichischen Gründerväter der systemischen Familientherapie, Dr. Harry Merl, hat mit dem »Gesundheitsbild« ein wunderbares Sprachmuster entwickelt, das ich gerne und oftmals in meiner Praxis nutze. In manchen Fällen kommt mir ein »biografischer« Zugang sinnvoll vor, den ich hier gerne zur Verfügung stelle. Ich habe diese Übung an das »Gesundheitsbild« (Merl 2018) angelehnt und mit biografischen Aspekten variiert. Die Übung ist dafür gedacht, mögliche Loyalitäten zu hinterfragen und ein eigenes, gesundes Bild von Zufriedenheit, bezogen auf Leistung, zu entwickeln und zu festigen.

Als Ergänzung zu dieser Trance kann man nach eigener Kreativität und Gusto im Anschluss die Klientin ein Symbol für diese »gesunde Zufriedenheit« auswählen lassen und im Raum positionieren. Aus welcher Richtung ist dieses Symbol am Leichtesten zu erreichen, wo am Schwersten? Wie beschreiben Sie die Unterschiede? Wie wäre es, wenn Sie diesen Zustand erreicht haben – wie blicken Sie dann auf eventuelle Hindernisse? Wofür engagieren sich diese Hindernisse? Damit man diesen guten Zustand nie erreicht, was muss man dafür aufrechterhalten? Was müsste man aufgeben? Etc.

Induktion

Schön ..., dann suchen Sie sich eine angenehme Sitzposition und genießen die Vertrautheit, mit der Ihr Körper diese einnimmt ... und Sie können spüren, wie die Spannung nachlässt ..., abfließt ... und Sie atmen in Ihrem eigenen Rhythmus ein ... und aus ... und Sie hören Ihren eigenen Körper zu, wie Sie es sich leichter machen ..., vielleicht sogar ein Seufzen oder einen tiefen Atemzug ..., vielleicht hören Sie im Außen Geräusche ..., es tut gut zu hören ... und nicht zu hören ..., manchmal sind es gerade diese Art von Geräuschen, die dazu beitragen, dass die Entspannung freier und tiefer möglich wird ..., es tut gut zu spüren ... und nicht zu spüren ... und Sie beobachten, wie Sie es sich äußerlich noch bequemer machen ... und sich ganz von allein Ihrer inneren Welt zuwenden.

Trance

Ich lade Sie ein an einen Ort der Zufriedenheit ..., der Befriedigung und Genugtuung ..., Klarheit und Sicherheit ...

Wie bewegen Sie sich an diesem Ort? Sind Sie in Bewegung ... oder sitzend? ... liegend? Wie tragen Sie Ihre Haare? ... was sehen Sie, wenn Sie sich in die Augen sehen ...? Was blitzt Ihnen da entgegen, wenn Sie so richtig zufrieden ..., befriedet sind?

Wie klingt Ihre Stimme an diesem Ort voller Zufriedenheit und Genugtuung? Klarer ..., heller ..., tiefer ..., freundlicher ..., humorvoller?

Wo in Ihrem Körper fühlen Sie die Zufriedenheit am deutlichsten? Wenn Sie mögen, können Sie dorthin eine Hand legen ..., einfach mal ausprobieren ...

Wonach riecht es denn da ..., wenn Sie so zufrieden sind? ... nach Frische? ... oder einer Tasse Kaffee ..., Wasser ... oder etwas ganz anderem ..., woran ich gar nicht denke, aber Sie ...?

Von welcher Frau in Ihrem Leben haben Sie gelernt, dass Anstrengung sich lohnt?

Was ist besonders liebenswert an dieser Frau? ... Was rührt Sie, wenn Sie an diese Frau denken?

Gibt es etwas ganz Charakteristisches, Typisches für diese Frau?

Was an dieser Frau mögen Sie nicht?

Wofür hat sich diese Frau so angestrengt?

Was hat diese Frau durch die Anstrengung vermieden?

Worauf hat die Frau verzichtet? ... Hat sich der Verzicht, aus Ihrer Sicht, gelohnt?

Wenn Sie, wie durch Zauberhand, dieser Frau einen Hauch von Entlastung senden könnten – wie würde sich das bemerkbar machen?

Was würde sich dadurch alles verändern? ... Und was noch?

Aber da gibt's auch etwas anders ..., ganz anders ...

Wann in Ihrem Leben haben Sie die Kunst gelernt, »genug getan« zu haben? Aufzuhören? ... Feierabend?... Genügend genügt? ... O. k. ist o. k.?

Wer konnte/kann das besonders gut? Gibt es da jemanden, der das fast schon zu gut kann bzw. konnte? ... Vielleicht taucht da auch jemand auf, den Sie so gar nicht erwartet hätten ..., wie spannend ..., oder es ist ein sehr vertrautes Wiedersehen ...

Was ist besonders liebenswert an diesem Menschen? ... Was rührt Sie, wenn Sie an sie oder ihn denken?

Gibt es etwas ganz Charakteristisches, Typisches für diesen Menschen?

Was an dieser Person mögen Sie nicht?

Wofür hat sich dieser Mensch angestrengt?

Was hat er durch die Anstrengung vermieden?

Worauf hat er verzichtet? – Hat sich der Verzicht gelohnt?

Welche Rituale hatte diese Person, um vielleicht – ganz von allein – die Anstrengung zu unterbrechen?

Gibt es einen bestimmten Geruch, den Sie mit dieser Person in Verbindung bringen?

Worauf hat diese Person verzichtet? – Hat sich dieser Verzicht gelohnt?

Wenn Sie, wie durch Zauberhand, diesem Menschen einen Hauch von Entlastung senden könnten – wie würde sich das bemerkbar machen? ... und wie noch?

Wenn Sie da so sind ..., so wie Sie sind ..., so zufrieden ..., so klar und sicher ... mit Ihren Erinnerungen ..., was ist in diesem Zustand alles möglich? Was können Sie alles tun? ... herrlich, wenn man sein Potenzial so richtig spürt, was einfach möglich ist ..., ganz leicht.

Was können Sie alles bleiben lassen? ... loslassen ..., sich erleichtern ... und mal so nachspüren ..., so überraschend leichter ...

Wer würde sich denn mit Ihnen freuen, dass es Ihnen so gut geht ..., und Sie dabei unterstützen, dass es so bleibt?

Gibt es jemand in Ihrem Umfeld, für den es sich lohnen würde, diese Zufriedenheit aufzugeben?

Würde der dann selbst zufriedener werden?

Würden Sie dafür auf Ihre Zufriedenheit verzichten?

Welche Ihrer bisherigen Erfahrungen und Fähigkeiten werden Ihnen dabei helfen, zu Ihrer ganz eigenen gesunden Zufriedenheit zu finden ... oder bei ihr zu bleiben?

Exduktion

Wenn Sie sich da so betrachten, so gelöst und zufrieden ... mit dem guten Gefühl, in sich genug zu sein ... Von welcher Stelle Ihres Körpers sollte sich dieses Gefühl gut ausbreiten? ... der Ursprung ..., wenn Sie dahin mal diese Erfahrung fließen lassen ..., um zu speichern ..., damit Sie jederzeit wieder Zugriff haben ... Sie lassen es fließen ..., bündeln in diesem Punkt ..., solange es für Sie gut ist ..., damit Sie ganz sicher sind ..., um sich überraschen zu lassen, was sich verändert ..., woran Sie es bemerken werden ..., ganz leicht ... Und während eine Seite von Ihnen diese neuen Erfahrungen sammelt, ... kommen Sie mit Ihrem Bewusstsein wieder hierher zurück ... Manchmal tut es gut, etwas mit den Zehen zu wackeln ..., sich zu recken und zu strecken ..., kräftig zu gähnen ... und wieder hierher zurückzukommen.

Worte werden Wirklichkeit – Märchen machen Trance

Reinhilde Freund

Einführung – Märchen als Induktion

Der große Märchenforscher Walter Scherf (1984) sagt: »Märchenpublikum ist, wer seine Konflikte unbewusst zu verarbeiten sucht!« Dem möchte ich aus eigener Erfahrung hinzufügen: Märchenpublikum ist, wer Tranceerlebnisse schätzt, auch wenn sie nicht so bezeichnet werden!

Jeder Mensch, der mir beim Märchenerzählen zuhört, vergleicht die Helden und ihre Gegenspieler mit den inneren Kräften, die er in sich selbst spürt. Er lässt die Märchenfiguren als Teile seiner selbst für sich arbeiten. Er kann dabei als Publikum ganz gelassen bleiben, wenn er die Trance nur tief genug zulässt. Das genau sind meine Erfahrungen als Märchenerzählerin.

Mein Vorgehen ist, im Gegensatz zur therapeutischen Arbeit, immer unspezifisch. Ich überlasse implizit dem Zuhörer selbst, wie er seine unbewusste innere Arbeit gestaltet. Ich gebe mit meinen Märchen immer nur ein inneres Suchfeld vor. In meiner Selbstwahrnehmung mache ich das, was Therapeuten mitunter als »seeding« bezeichnen. Nicht gerade neu, denn schon die Bibel berichtet, dass es auf das eine Weizenkorn ankommt, das der Zufall auf fruchtbaren Boden hat fallen lassen. Denen, die unter Dornen fielen, muss ich nicht nachtrauern, denn mein Märchenpublikum ist überwiegend fruchtbarer Boden!

Mir fällt immer wieder auf, dass für eine erfolgreiche unbewusste Arbeit eines Menschen die gelungene Induktion Voraussetzung ist, denn diese ist der Schlüssel zum Unbewussten. Jan Wagner (2017), Lyriker und Büchnerpreisträger, nennt dieses Phänomen »Magie zweiter Ordnung«. Am Ende bleibt der Eindruck, dass sich die Welt verändert hat. Die magische Märchensprache hat diese Kraft, die Dinge aufzumischen und neu zu ordnen.

Menschen allerdings, die diese Tür nicht aufschließen konnten, verharren im Kognitiven, schlagen im Symbol-Lexikon nach, was Wald, Wasser oder Wiese im Märchen bedeuten, und wollen wissen, was ein »stumpfes Märchen-Motiv« ist. Ohne Frage: Auch das ist ein

Weg, dem Märchen näherzukommen, nicht aber sich selbst und den eigenen Problemen. Wer aber während der Märchenerzählung miterlebt, wie sich Probleme in unerfüllte Wünsche verwandeln, die am Ende durch das Märchenwunder auch noch beinahe, oder auch nur ein bisschen oder auch ganz und gar, in Erfüllung gehen, wer wie ein Kind an Märchenwunder zu glauben vermag, der ist in Trance und dem gibt das Märchen die Hoffnung zurück, die untergegangen war. Und Hoffnung allein ist das Wägelchen, auf dem sich das Glück transportieren lässt, Hoffnung ist der Glaube, dass alles noch gut werden kann.

Rudolf Geiger, der große Märchenerzähler der zweiten Hälfte des 20. Jahrhunderts sagt: Man muss wie ein Kind an Wunsch und Wunder glauben.[5] Am besten können das Kinder und weil sie das können, deshalb sind ihnen die Märchen so nahe. Und die Geschichte, die er zur Erläuterung erzählt, hat – höchst erstaunlich – gar nichts mit Märchen zu tun, wohl aber sehr viel mit kindlicher Kompetenz.

Eine Mutter kommt nach einem Märchenabend zu ihm und erzählt: »Meine Töchter haben abends spät plötzlich mit Kochlöffeln auf Töpfe geschlagen und in ihrem Zimmer einen riesigen Lärm gemacht. Ich laufe hin und frage, was das denn soll. Die Antwort: Wir haben nur den Geistern Angst gemacht und die sind weggelaufen. Später sagen sie mir, dass sie auch nie wieder gekommen sind. Nun frage ich Sie: Kann man mit Kochlöffeln Geister vertreiben?« Und Geiger hat der Mutter geantwortet: »Ob man das kann, weiß ich nicht, aber Ihre Töchter können es offensichtlich!«

Die Geschichte ist in ihrer Struktur recht einfach, aber sie berichtet von demselben Effekt, der im Märchen und dem Märchenwunder literarisch kultiviert worden ist.

Und das alles hat zur Voraussetzung, dass die Tranceinduktion, wie auch immer, wirksam geworden ist. Wie man aus Geigers Geschichte sieht: mitunter höchst aktiv und hellwach. Trotzdem in Trance! Das kann auch bei Erwachsenen zu kindlicher Kompetenz führen!

Mir scheint, dass ich beim Erzählen erspüren kann, bei wem, wie und wann Trance einsetzt, wann das Märchen Besitz vom breiten Publikum ergriffen hat. Und manchmal ist es mir sogar unheimlich. Dann spüre ich selbst die suggestive Kraft. Und da liegt auch der Grund,

5 Persönliche Mitteilung von Rudolf Geiger anlässlich eines Besuchs in seinem Haus in Buchenbach/Schwarzwald.

warum ich nie schwarze Märchen erzähle, das überlasse ich anderen! Auch bei den Brüdern Grimm gibt es davon mehr, als mir lieb ist.

Die Mehrzahl der Märchen aber leitet sehr gekonnt eine Trance ein. Denken wir nur an das Märchen Nr. 1 der Sammlung, *Der Froschkönig* oder *der eiserne Heinrich* (Grimm 1857). Der erste und der letzte Satz zeigen uns, was Trance und die daraus folgende Lösungsorientierung ist: »In den alten Zeiten, wo das Wünschen noch geholfen hat«, heißt der erste Satz. Und der letzte Satz lautet: »... Der Königssohn meinte immer, der Wagen bräche, und es waren doch nur die Bande, die vom Herzen des treuen Heinrich absprangen, weil sein Herr erlöst und glücklich war.«

Was ein Mensch (noch) nicht erleben kann, das sollte man ihm erzählen. Auch wer an Heilung nicht zu glauben vermag, der bedarf der Erzählung. Erzählte Heilung kann hilfreich sein, denn sie gibt Rückorientierung und öffnet die Hoffnung; auch die Hoffnung auf das kleine Stückchen Wahrheit im Wunder, von dem das Märchen erzählt.

Den eingangs zitierten Satz von Walter Scherf kann man, ein wenig abgewandelt, auch Milton H. Erickson in den Mund legen. Da würde er lauten: Wer seine Probleme unbewusst lösen will, der geht zum Hypnotherapeuten. Genau an dieser Stelle treffen sich zwei Welten. Nun von der Reflexion des Handelns zu einem Beispiel. Zuerst der Text des Märchens.

Der süße Brei[6]

»Es war einmal ein armes frommes Mädchen, das lebte mit seiner Mutter allein, ... und sie hatten nichts mehr zu essen. Da ging das Kind ... hinaus in den Wald, ... und begegnete ihm eine alte Frau, die wusste seinen Jammer schon ... und schenkte ihm ein Töpfchen, ... zu dem sollt es sagen ... ›Töpfchen, koche‹ ... so kochte es guten süßen Hirsebrei, und wenn es sagte ›Töpfchen, steh‹ ..., so hörte es wieder auf zu kochen ...

Das Mädchen brachte den Topf seiner Mutter heim, und nun waren sie ihrer Armut und ihres Hungers ledig und aßen süßen Brei, sooft sie wollten ...

Auf eine Zeit war das Mädchen ausgegangen, da sprach die Mutter ... ›Töpfchen, koche‹, da kocht es, und sie isst sich satt; nun will

6 Grimm 1857, KHM 103.

sie, dass das Töpfchen wieder aufhören soll, ... aber sie weiß das Wort nicht ... Also kocht es fort, und der Brei steigt über den Rand hinaus und kocht immerzu, die Küche und das ganze Haus voll und das zweite Haus und dann die Straße, als wollt's die ganze Welt satt machen, ... und ist die größte Not, und kein Mensch weiß sich da zu helfen ... Endlich, ... wie nur noch ein einziges Haus übrig ist, ... da kommt das Kind heim, ... und spricht nur ... ›Töpfchen, steh‹ ..., da steht es und hört auf zu kochen; und wer wieder in die Stadt wollte ..., der musste sich durchessen.«

Als Märchenerzählerin kenne ich durchaus auch weiterführende Wege, wie der von Walter Scherf beschriebene innerhalb des Märchenrahmens intensiviert werden kann. Einerseits will ich durch Märchen verstärkt innere Realität öffnen, andererseits kann ich durch meine zunehmend offene, vage Wortwahl die Assoziationen zum Eigenerleben der Zuhörenden weitgehend freigeben.

Durch das Selbsterleben im Märchenrahmen sollen Menschen stärker mit sich selbst zusammengeführt werden.

Das geschieht, wenn im Anschluss an die Erzählung eine auf das Märchen bezogene, aber frei gestaltete »Gruppentrance« angefügt wird.

In diese sekundäre Tranceverstärkung können auch Versatzstücke aus anderen bekannten Märchen einfließen, die zugleich als Anker für die Rücknahme dienen.

Das nachfolgende Beispiel zeigt, wie die primäre Trance, durch das Märchen »Der süße Brei« induziert, interessiert und dadurch zugleich die lösungsorientierte präventive Eigenarbeit aller im Publikum nachhaltig ermöglicht wird.

»Wer bist du?« und »Wer kannst du werden?« ist die Thematik nahezu aller Märchen. Oder auch jedweder Literatur! Veränderungsgeschichten sind immer ohne Ende. Jeder weiß, dass mit der Hochzeit der Helden eine neue Geschichte beginnt. Die jedoch trägt stets die Hoffnung und den Glauben an die Kraft zur guten Wende in sich.

Diese Kraft ist im Zaubermärchen verlässlich zu finden. Es braucht lediglich den *Wunsch* als ersten Schritt zum Wunder.

Der Sekundärtext sollte insofern direkt im Anschluss an den Vortrag des Märchens gesprochen werden.

Trance

Soweit das kleine Märchen mit der großen Katastrophe, die auch aus dem heilsamen Töpfchen entstanden ist.

Das Märchen enthält ... seltsame Dinge ..., nicht anders als das Töpfchen ..., und das Töpfchen kann seltsame Dinge, die es nur im Märchen gibt.

Da ist der Hunger ..., die Not ... Fast alle Märchen beginnen mit einem Helden, noch öfter einer Heldin ... in Not! Es ist ein Märchen ..., und weil es ein Kind ist ..., weil es über die Kompetenz der Kinder ... verfügt ..., deshalb kann es ... Abhilfe schaffen. Das Kind ... und ... die alte Frau, ... die alte Frau ... Aha! ... Die alte Frau! ... Manchmal verbirgt sich dahinter ..., hinter der alten Frau ... eine Oma ..., eine Großmutter, ... mitunter sogar ... selten ... ein Opa oder so ... oder sonst so jemand ... oder so ... genau so! ... Von einem Menschen, der zu helfen weiß, ... erzählt das Märchen ... Und wer hilft dem Kind? ... Wer? ... Einer oder keiner? ... Eine oder keine ... oder doch ganz allein ..., das Töpfchen hilft ... wie auch immer! ... So ist es ..., genau so ..., oder ..., oder doch ... die alte Frau ... oder doch ... das Kind ... oder doch ... das Töpfchen ... Seltsam ..., sehr seltsam! ... Oder doch nicht? ... Ein Widerspruch? ... oder doch keiner? ... ein großer oder ein kleiner? ... Es kann helfen ..., heilen ... und in Schaden ausarten! ... Es kann anrichten und ausrichten ... wie auch immer ... Alles hat seine Schokoladenseite ... und auch das Gegenteil ..., wie man sieht ..., voll oder leer! ...

Die Kinder, sie (Sie) wissen es: ... grade oder quer! ... sie (Sie) wissen Dinge ..., von denen manche behaupten, dass sie sie (Sie) nicht wissen können, und dann wissen sie (Sie) sie doch ... So ist das eben! ... Und alte Frauen, sie (Sie) wissen mehr, als sie (Sie) denken, ... und das Mädchen kann etwas, was außer ihr nur die alte Frau kann ... und tut, ... man sieht wie gut ... die beiden beieinander sind, ... die Alte, das Kind ..., sie (Sie) wissen genau, ...was möglich ist! ... wie die linke Hand zur rechten, ... sie passen zueinander ... und zum Töpfchen! Hilfe, wo Hunger ist, stehen, wo Schaden droht ... Auf alle Fälle, ... für alle Fälle! ...

Wem das Töpfchen Freund ist, dem sind auch die Tauben Freund ... Der kann ... ganz sicher sein ..., dass die guten im Töpfchen landen! ... auch die letzten ... noch im Töpfchen und dem kann ... ruhig ... noch der letzte Stein ... fallen in den Brunnen rein ..., um glücklich zu sein! ... Plumps ... und der Hans ist glücklich ... Na gut ... Kann so sein ... Und wenn alles gut ist ..., kann es so bleiben. Der Schluss ..., das ist immer ... das Ende.

Und was machen sie (Sie) am Ende? ... Die Kinder? ... Die machen das, was alle am wenigsten erwarten! Das Kind ruft: ... In welchem Märchen ist das noch? ... Es ruft: ... »Der hat ja gar nichts an!« ... und alle lachen, lachen, lachen, lachen ... und da ist alles zu Ende! ... Nur das Lachen nicht ..., das geht weiter, weiter, weiter ... weiter bis zum Schluss, dem irgendwann auch das Ende folgt.

Märchen und Wirklichkeit hat der große Lutz Röhrich (2001) sein Buch genannt, es ist eines der Standardwerke der Literatur über Märchen.

Eine der vielen Wirklichkeiten ist:

Vor 99 Jahren, am 15. Januar 1919 platzte in Boston ein 15 Meter hoher Stahltank gefüllt mit Zuckersirup. Die Melasse ergoss sich in so großer Geschwindigkeit in die Straßen, dass viele Menschen verletzt wurden und 21 starben. Am Ende war die Stadt voll mit süßem, klebrigem Brei.[7]

Ich bin sicher, dass es besser ist, von diesem Ereignis gar nicht (vielleicht irgendwann später) zu berichten! Es ist aber sinnvoll, wenn der Erzähler von dem Geschehen von Boston weiß und es in die Eigenreflexion mit aufnimmt.

7 Quelle: http://www.spiegel.de/einestages/bostoner-sirupflut-a-946808.html [09.11.2018].

»Sie müssen nichts müssen – Sie können nichts falsch machen«

Dagmar Bieselt

Einführung

Diese Trance kann eingesetzt werden bei Menschen, die ein spezifisches oder unspezifisches Leistungsthema haben, z. B. Burn-out; eine innerlich abgelehnte Ausbildung absolvieren mussten; sich vor allem durch ihre Leistung wahrgenommen und geliebt erleben; auch bei Eltern, die ihre Kinder überwiegend auf der Leistungsdimension anerkennen; bei allen Themen der Selbst- und Fremdbestimmung.

Für die Begleitung seelischer Prozesse können wir aus dem riesigen Schatz von Metaphern, Heil- und Lehrgeschichten schöpfen. Märchen gehören dazu.

Induktion

»Sie müssen nichts müssen – Sie können nichts falsch machen.« Auf dieses Angebot, eingestreut in eine Tranceinduktion, reagieren einige Patientinnen emotional, auch mit Tränen. Diese seelische Resonanz zeigt an, dass ein wichtiger Prozess angestoßen wurde. Und an dieser Stelle ist es wichtig zu klären, dass dieser Prozess zum tiefsten Wohle der Patientin ist.

Wenn das der Fall ist, frage ich die Patientin, ob sie Märchen mag und ob ich ihr ein Märchen erzählen darf. Wenn der Vorschlag angenommen ist, lade ich in den Bereich der Fantasie, der Märchen und der unendlichen Möglichkeiten ein und sage: »Sie können alles Ihrem Unbewussten überlassen, das den Weg der Heilung kennt.«

Was mir besonders wichtig ist, ist die Verlangsamung des Sprechtempos beim Vorlesen oder besser noch beim Erzählen. Die Pausen sind von besonderer Bedeutung für die Aktivierung unbewusster Prozesse. Natürlich gelten auch sonst alle Regeln und Empfehlungen der »Trancesprache«. Wenn ich selbst in eine leichte therapeutische Trance gehe, stellt sich diese »Trancesprache« von selbst ein. Auch lädt meine Trance die Patientin in ihre eigene Trance ein.

Warum habe ich gerade das Märchen *Die drei Spinnerinnen* der Brüder Grimm (1857, KMH 14) in der Version aus letzter Hand ausgewählt? Es scheint mir als Ergänzung zur Suggestion »nichts müssen zu müssen« geeignet. Auch bietet es »Märchenanfängern« (Patientinnen und Therapeutinnen) genügend bewusstseinsnahe Aspekte, um das Abenteuer einer solchen Märchenarbeit zu wagen.

Mythen und deren kleine Abkömmlinge, die Märchen, begleiten die Menschheitsgeschichte durch alle Zeitläufte und Lebensabschnitte. Jedes, auch dieses Grimms Märchen ist eine Heldenreise, eine Quest der Selbstwerdung, des »Werde, der du bist«. In Grimms Märchen ist immer auch Hoffnung eingewoben und von Anfang an eines gewiss: Wie grausam es auch zugeht, sie gehen gut aus. Retter und Helfer mit magischen Fähigkeiten eilen in höchster Not aus der Anderswelt herbei. Dank ihrer Herzensbildung und Worttreue wird die magische Hilfe wirksam und das Mädchen zur Prinzessin.

Trance[8]

»Es war ein Mädchen faul und wollte nicht spinnen, und die Mutter mochte sagen, was sie wollte, sie konnte es nicht dazu bringen. Endlich überkam die Mutter einmal Zorn und Ungeduld, daß sie ihm Schläge gab, worüber es laut zu weinen anfing. Nun fuhr gerade die Königin vorbei, und als sie das Weinen hörte, ließ sie anhalten, trat in das Haus und fragte die Mutter, warum sie ihre Tochter schlüge, daß man draußen auf der Straße das Schreien hörte. Da schämte sich die Frau, daß sie die Faulheit ihrer Tochter offenbaren sollte, und sprach: ›Ich kann sie nicht vom Spinnen abbringen, sie will immer und ewig spinnen, und ich bin arm und kann den Flachs nicht herbeischaffen.‹ Da antwortete die Königin: ›Ich höre nichts lieber als spinnen und bin nicht vergnügter, als wenn die Räder schnurren. Gebt mir Eure Tochter mit ins Schloß, ich habe Flachs genug, da soll sie spinnen, so viel sie Lust hat.‹ Die Mutter war's von Herzen gerne zufrieden, und die Königin nahm das Mädchen mit. Als sie ins Schloß gekommen waren, führte sie es hinauf zu drei Kammern, die lagen von unten bis oben voll vom schönsten Flachs. ›Nun spinn mir diesen Flachs‹, sprach sie, ›und wenn du es fertig bringst, so sollst du meinen ältesten Sohn zum Gemahl haben; bist du gleich arm, so acht ich nicht darauf, dein unverdroßner Fleiß ist Ausstattung genug.‹ Das Mädchen erschrak innerlich, denn es konnte den Flachs nicht spinnen, und wär's dreihundert Jahre alt geworden und hätte jeden Tag vom

8 Grimm 1857.

Morgen bis Abend dabei gesessen. Als es nun allein war, fing es an zu weinen und saß so drei Tage, ohne die Hand zu rühren. Am dritten Tage kam die Königin, und als sie sah, daß noch nichts gesponnen war, verwunderte sie sich, aber das Mädchen entschuldigte sich damit, daß es vor großer Betrübnis über die Entfernung aus seiner Mutter Haus noch nicht hätte anfangen können. Das ließ sich die Königin gefallen, sagte aber beim Weggehen: ›Morgen mußt du mir anfangen zu arbeiten.‹

Als das Mädchen wieder allein war, wußte es sich nicht mehr zu raten und zu helfen und trat in seiner Betrübnis vor das Fenster. Da sah es drei Weiber herkommen, davon hatte die erste einen breiten Plattfuß, die zweite hatte eine so große Unterlippe, daß sie über das Kinn herunterhing, und die dritte hatte einen breiten Daumen. Die blieben vor dem Fenster stehen, schauten hinauf und fragten das Mädchen, was ihm fehlte. Es klagte ihnen seine Not, da trugen sie ihm ihre Hilfe an und sprachen: ›Willst du uns zur Hochzeit einladen, dich unser nicht schämen und uns deine Basen heißen, auch an deinen Tisch setzen, so wollen wir dir den Flachs wegspinnen, und das in kurzer Zeit.‹ ›Von Herzen gern‹, antwortete es, ›kommt nur herein und fangt gleich die Arbeit an.‹ Da ließ es die drei seltsamen Weiber herein und machte in der ersten Kammer eine Lücke, wo sie sich hinsetzten und ihr Spinnen anhuben. Die eine zog den Faden und trat das Rad, die andere netzte den Faden, die dritte drehte ihn und schlug mit dem Finger auf den Tisch, und sooft sie schlug, fiel eine Zahl Garn zur Erde, und das war aufs feinste gesponnen. Vor der Königin verbarg sie die drei Spinnerinnen und zeigte ihr, sooft sie kam, die Menge des gesponnenen Garns, daß diese des Lobes kein Ende fand. Als die erste Kammer leer war, ging's an die zweite, endlich an die dritte, und die war auch bald aufgeräumt. Nun nahmen die drei Weiber Abschied und sagten zum Mädchen: ›Vergiß nicht, was du uns versprochen hast, es wird dein Glück sein.‹

Als das Mädchen der Königin die leeren Kammern und den großen Haufen Garn zeigte, richtete sie die Hochzeit aus, und der Bräutigam freute sich, daß er eine so geschickte und fleißige Frau bekäme, und lobte sie gewaltig. ›Ich habe drei Basen‹, sprach das Mädchen, ›und da sie mir viel Gutes getan haben, so wollte ich sie nicht gern in meinem Glück vergessen. Erlaubt doch, daß ich sie zu der Hochzeit einlade und daß sie mit an dem Tisch sitzen.‹ Die Königin und der Bräutigam sprachen: ›Warum sollen wir das nicht erlauben?‹

Als nun das Fest anhub, traten die drei Jungfern in wunderlicher Tracht herein, und die Braut sprach: ›Seid willkommen, liebe Basen.‹ ›Ach‹, sagte der Bräutigam, ›wie kommst du zu der garstigen Freundschaft?‹ Darauf ging er zu der einen mit dem breiten Plattfuß und fragte: ›Wovon habt Ihr einen solchen breiten Fuß?‹ ›Vom Treten‹, antwortete sie, ›vom Treten.‹ Da ging der Bräutigam zur zweiten und sprach: ›Wovon habt Ihr nur die herunterhängende Lippe?‹ ›Vom Lecken‹, antwortete sie, ›vom Lecken.‹ Da fragte er die dritte: ›Wovon habt Ihr den breiten Daumen?‹ ›Vom Faden drehen‹, antwortete sie, ›vom Faden drehen.‹ Da erschrak der Königssohn und sprach: ›So soll mir nun und nimmermehr meine schöne Braut ein Spinnrad anrühren.‹ Damit war sie das böse Flachsspinnen los.«

Exduktion

Die Märchenerzählung lege ich gern an das Ende der Sitzung und schlage vor, dass wir das Märchen »nicht zerreden«. Besonders die Antwort auf die Frage, »was denn nun die Moral an dieser Geschicht« oder ihre Wirkung sei, muss der »Weisheit des Unbewussten« überlassen bleiben. Und ich ergänze: »Heilung geschieht auch dann, wenn man gerade nicht daran denkt.« Und: »Sie können gespannt sein, wie und wo sich die Auswirkungen bemerkbar machen. Manchmal vergisst man sogar das Problem.«

III Den inneren weiblichen Anteilen begegnen

Das Kleid der Königin anziehen

Hanne Seemann[9]

Einführung

Diese Trance eignet sich für Frauen, die sich fragen: »Wer bin ich – und wenn ja, wie viele?« oder: »Wer bin ich wirklich?«.

Die Suche nach »sich selbst« kann in der Therapie entschärft bzw. aufgelöst werden, wenn die Therapeutin nach den verschiedenen Rollen fragt, die diese Frau in ihrem Leben spielt und spielen möchte. Dann kommen oft Rollen-Unsicherheiten zutage und die Frau sollte ermutigt werden, ihre verschiedenen Rollen, Seiten, Identitäten und ihre Möglichkeiten eigener Präsenz zu erkunden.

Wenn sie gern bei bestimmten Gelegenheiten stärker »hervortreten« möchte, wenn sie gesehen und beachtet oder auch bewundert werden möchte, dann könnte sie das *Gewand der Königin* anziehen und sich damit sehen lassen.

Diese Trance muss nur einmal gemacht werden und kann dann leicht und schnell wieder hervorgerufen werden – es handelt sich um Erfahrungslernen, es muss nicht geübt werden.

Rückmeldungen zeigen, dass sich diese Trance sehr gut eignet für Vorstellungsgespräche, öffentliche Auftritte, Familienfeste, in denen man sich sonst nicht gewürdigt fühlt. Das Gewand der Königin bringt eine besondere »herrschaftliche« Haltung und Ausstrahlung hervor – und eignet sich damit für spezielle Gelegenheiten.

Induktion

Machen Sie es sich bequem und schließen Sie die Augen. Beide Füße stehen nebeneinander auf dem Boden, beide Hände ruhen mit den Handflächen auf den Oberschenkeln ... Atmen Sie langsam aus und gehen Sie dabei mit Ihrer Aufmerksamkeit in Ihren Körper hinein und spüren Sie seine Lage im Raum: Er sitzt.

Und wenn Sie mit Ihrer Aufmerksamkeit in Ihrem Körper hinunterwandern, dorthin, wo Ihr Gesäß den Stuhl berührt, so werden Sie merken, dass die Berührung Ihres Körpers mit dem Stuhlsitz eine Fläche ist ..., die Sitzfläche.

9 Zuerst erschienen in: Seemann 2011.

Sie können auch mit Ihrem inneren Auge einen kleinen Stift nehmen und außen herumfahren – es ist tatsächlich eine Fläche.

Und wenn Sie gerade mal wieder ausatmen, so lassen Sie beim Ausatmen die Berührung Ihres Körpers mit dem Stuhlsitz deutlich werden ... und lassen sich ein wenig einsinken, sodass Ihr Körper merkt, dass der Stuhl ihn sicher trägt und dass er in aller Ruhe da eine Weile so bleiben und sich ausruhen kann.

Und *Sie* gehen mit Ihrer Aufmerksamkeit weiter hinunter in Ihre Beine. Wenn Sie möchten, mit dem rechten inneren Auge durch das rechte Bein und mit dem linken inneren Auge durch das linke Bein! ... gleiten Sie hinunter, bis Sie zu Ihren beiden Füßen kommen, die ganz da unten auf dem Boden stehen, und spüren Sie die Berührung Ihrer Füße mit dem Boden.

Und wenn Sie gerade mal wieder ausatmen, dann lassen Sie beim Ausatmen die Berührung Ihrer beiden Füße mit dem Boden ganz deutlich werden, sodass auch Ihre Füße merken, dass der Boden sie sicher trägt: mit beiden Füßen fest auf dem Boden ...

Und nun können Sie mit Ihrer Aufmerksamkeit wieder hinaufwandern: durch Ihre Unterschenkel über den Winkel der Knie zu den Oberschenkeln, auf denen Ihre beiden Hände liegen ..., die sich auch ausruhen und gar nichts tun mögen ..., was Sie Ihnen auch ruhig erlauben können ..., und weiter durch den Bauch und den Oberkörper bis hinauf in Ihr Gesicht.

Spüren Sie einmal Ihr Gesicht von innen her ..., Ihre Wangen und Ihren Mund ..., wo Ihre Nase angewachsen ist und Ihre beiden Ohren, ... und lassen Sie ausatmend Ihr Gesicht ganz still werden.

Trance

Und wenn Sie mit Ihrer Aufmerksamkeit zu Ihren Augen gehen, dann schauen Sie einmal hinter Ihren geschlossenen Augenlidern weit hinaus,

lassen Sie Ihren weiten Blick umherschweifen,

bis Sie irgendwo da draußen ein schönes altes Herrenhaus, ein Schloss vielleicht? entdecken. ... Ein schönes altes Haus in einem alten Garten ... und das Gartentor steht offen!

Sie gehen hindurch und auf die Haustür zu und siehe da, auch sie lässt sich öffnen und Sie können in das Haus eintreten.

Und nun schauen Sie sich einmal um. ... Denn von der Diele aus geht eine der Türen in ein großes behagliches Wohnzimmer, und dort brennt schon das Feuer im Kamin ... und davor ein bequemer Sessel ..., einladend ..., in dem Sie sich niederlassen.

Und während Sie da so sitzen und in das Feuer schauen und vielleicht auch durch das Fenster hinaus in den Garten mit den alten Bäumen, erscheint Ihnen dieses Haus seltsam vertraut und angenehm.

Und Sie erinnern sich, dass Sie beim Hereinkommen in das Haus bemerkt haben, dass von der Halle aus eine breite Treppe nach oben führt ..., und irgendwie werden Sie ein bisschen neugierig, wie es da oben wohl aussehen mag.

Und Sie stehen auf und gehen die Treppe hinauf.

Und dort oben finden Sie wieder einen Raum ... und in diesem Raum steht an der einen Wand ein großer, alter Kleiderschrank, so breit, wie Sie noch nie einen gesehen haben.

Und wenn Sie die Schranktüren öffnen, dann merken Sie, warum er so groß sein muss:

Denn in ihm hängen alle Kleider Ihres ganzen Lebens. Angefangen von den ganz kleinen ersten Hemdchen und Höschen, dem Taufkleid, den Kinderkleidchen und Mützchen und den Sommerkleidern des jungen Mädchens

bis zu dem Kleid des Alters und des Abschieds. Denn es hängen dort auch die Kleider, die wir vielleicht nie gebraucht haben und nie brauchen werden:

das Gewand der Bettlerin, der Clownin und noch viele ...

Und während Sie verwundert hinschauen, entdecken Sie ganz von selbst das Kleid der Königin,

das hohe Kleid, das schöne Kleid,

und nehmen es heraus und kleiden sich in das Gewand der Königin. Und Sie spüren, wie es ist, dieses Kleid zu tragen.

Und wenn Sie sich umdrehen, sehen Sie an der gegenüberliegenden Wand einen großen Spiegel.

Schauen Sie sich an. Von allen Seiten:

Ihre Haltung, Ihren Blick, Ihre Art, sich zu bewegen.

Schauen Sie!

Und denken Sie einmal: Von wem möchten Sie in dieser herrlichen Gestalt gesehen werden?

Schreiten Sie die breite Freitreppe hinunter, denn dort unten in der Halle und im Kaminzimmer haben sich alle eingefunden, die Sie zu sehen wünschen.

Zeigen Sie sich!

Und schauen Sie, wie sie Sie anschauen und was sie denken und was sie vielleicht sagen.

Lassen Sie sich Zeit.

Und *dann* gehen Sie wieder die Treppe hinauf ..., hängen Sie das Kleid der Königin wieder in den Schrank zurück.

Sie können es dort immer finden.

Ziehen Sie sich etwas anderes Angenehmes an, schlendern Sie wieder die Treppe hinunter, setzen Sie sich noch eine Weile in den bequemen Sessel vor den Kamin, wo das Feuer immer noch brennt, und denken Sie daran, dass in dem großen Schrank da oben für jede Gelegenheit ein passendes Kleid zu finden ist.

Und irgendwann überlassen Sie das alte Haus wieder sich selbst ..., es bleibt, und Sie können es immer wiederfinden ....

Exduktion

... und Sie kehren mit Ihrer Aufmerksamkeit von dort hierher zurück, wo Ihr *Körper* sich ausgeruht und auf Sie gewartet hat.

Schlüpfen Sie mit Ihrer Aufmerksamkeit in ihn hinein, ... erfüllen Sie ihn mit Ihrer Gegenwart, ... sagen Sie ihm, dass Sie wieder zu Hause sind, und geben Sie ihm ein Signal, das ihm sagt, dass er wieder aufwachen soll:

Nehmen Sie einen tiefen Atemzug und atmen Sie langsam aus.

Gehen Sie mit Ihrer Aufmerksamkeit in Ihre Füße ... Ihre Augen lassen Sie weiter geschlossen ..., zappeln Sie ein wenig mit den Zehen und den Füßen ..., spannen Sie Ihre Wadenmuskeln an und Ihr Gesäß.

Nun gehen Sie mit Ihrer Aufmerksamkeit in Ihre Hände, spreizen Sie Ihre Finger, ... rekeln Sie Ihre Arme, ... ziehen Sie Ihren Bauch kurz mal ein, machen Sie einen Katzenbuckel und wecken Sie auf diese Weise Ihren Körper durch Bewegung und Anspannung nach und nach auf. Nehmen Sie sich dafür Zeit.

Ihre Augen sind immer noch zu.

Nun nehmen Sie Ihre beiden Hände und legen sie mit den Handinnenflächen auf Ihr Gesicht.

Streichen Sie mit den mittleren Fingern von der Nasenwurzel aus über die Augenbrauen zu den Schläfen hin ..., so lang, bis sich Ihre Augen ganz von selbst öffnen und wieder frisch und hell in die Welt hinausschauen.

Ein Sommernachtstraum
oder: Von der Kunst, eine Göttin zu sein

Kerstin Schnurre[10]

Einführung

Diese Trance ist für Frauen, die sich noch ganz genau an den Geruch ihres ersten Schulranzens erinnern können und nun nicht verstehen, dass plötzlich die Kerzen auf der Geburtstagstorte teurer sind als der Kuchen.

Also für Frauen, die hin und wieder etwas nachdenklich mit sich, ihrem Spiegelbild und der Lebenszeit umgehen.

Induktion

Sei willkommen, meine liebe Freundin. Komm in meinen Garten, die Nacht ist warm. Es ist eine von diesen zauberhaften Mittsommernächten. Ich habe auf dich gewartet und viele Kerzen angezündet. Mach es dir gemütlich und lass uns aus Großmutters edlen Gläsern meinen selbstgebrauten Holundersekt probieren. Weißt du, dass der Holunder der Baum der Frau Holle ist, dieser keltisch-germanischen Muttergottheit, der Erdenmutter unserer Ahnen? In der Sommersonnenwendezeit, wenn der Holunder in Blüte steht, schenkte man ihm damals besondere Aufmerksamkeit. Man sagt, er habe dann magische Wirkung.

Prost, meine teure Freundin! Auf das Leben und die Liebe!

Trance

Wir haben beide in den vergangenen Jahren sehr schmerzhafte Verluste ertragen müssen. Die Kinder sind aus dem Haus, das Nest ist leer.

Die Jahre vergehen immer schneller. Und schon ist morgen gleich gestern gewesen. Versuchst du auch, die Zeichen der Zeit unter Aufbietung größter Geschicklichkeit und Selbstdisziplin zu kaschieren? Kaum ist das numerische Lebensalter endlich in der Großhirnrinde angekommen, hat man schon wieder Geburtstag! Da ist es doch kein

10 Teile dieses Textes sind inspiriert durch Clarissa Pinkola Estés.

Wunder, dass man mit dem Zählen der Jahresringe ständig durcheinander kommt.

Ein Blick auf unsere Geburtsurkunde macht uns beiden klar: Der befürchtete Runde ist in bedrohliche Nähe gerückt. Von da an sind wir beide dann wirklich und unwiederbringlich erwachsen.

Bei all unserer ausgelassenen Fröhlichkeit bleibt die bange Frage:

War es das? Kommt jetzt nur noch der unangenehme Teil des Lebens?

Ich möchte dir gern von einer realen Göttin erzählen, der ich vergangene Woche in meiner Praxis begegnet bin. Lass mich sie Martha nennen. Martha ist schon seit vielen Jahren meine Patientin. Ich erlebte sie in einigen Phasen ihres Frauseins. Als Ehefrau in der Zeit, als sie noch gemeinsam mit ihrem Mann zu mir kam, als Mutter und stolze Großmutter und in ihrer Trauer, als der Ehemann vor ein paar Jahren starb. Die Zeit hat selbstverständlich auch bei Martha ihre Zeichen hinterlassen. Aber was die Zeit nicht nehmen konnte, sind ihre funkelnden, neugierigen Augen, das ansteckende Lachen aus einem wunderschönen Mund und ein aufrechter, quicklebendiger Schritt. Es ist unglaublich, dass diese schöne Frau vor wenigen Tagen ihren 80. Geburtstag feierte.

Als sie diesmal zur Behandlung kam, war ein besonderes, glückliches und unübersehbares Strahlen in ihrem Blick. Sie antwortete auf meine Nachfrage mit einem verschmitzten, mädchenhaften Augenaufschlag: »Ich habe einen Geliebten! Aber das dürfen meine Kinder keinesfalls wissen, weil er verheiratet ist!« Sie feierte ihren 80. Geburtstag mit ihm auf dem Eiffelturm in Paris. Am nächsten Tag flogen beide zurück und sie kam rechtzeitig zur offiziellen Familienfeier.

Die Kunst, eine Göttin zu sein.

Die Fragen ergeben sich automatisch: Was macht eine Göttin aus? Und was macht Frausein zur Kunst? Wie lernt man Kunst? Und was bedeutet Kunst?

Ist es »K« wie der Kelch des Lebens, »U« wie das Unbewusste, »N« wie die Natur, »S« wie Sinnlichkeit ... und »T« wie Teil des Ganzen?

Was macht Göttinsein für dich aus? Was sind deine Wünsche und Sehnsüchte? Wie kann es dir gelingen, diese Wünsche sichtbar zu machen? Gelingt es dir vielleicht schon jetzt, einige herrliche Leuchtfeuer deines Göttinseins sichtbar zu machen?

Meine Herzensfreundin, ich lade dich ein, jetzt in Kontakt mit deiner weiblichen Urkraft zu kommen, um die Göttin in dir jubeln zu lassen. Um das Lachen im Bauch zu spüren. Bist du bereit?

Lege dich auf die Matte und mache es dir noch bequemer ..., lass deine Arme schwer nach unten sinken ... und nimm einen tiefen Atemzug ... Du kannst dich jetzt sicher und geborgen fühlen ..., es ist nicht wichtig, ob du gleich völlig entspannt bist ... oder noch neugierig deinen Gedanken beim Denken zusiehst ... Kuschel dich ein ... in dieses eigentümliche Grenzland ... zwischen Wachen und Schlaf ..., während du spürst ..., wo dein Körper die Unterlage berührt ... und wie die Auflagefläche sich bei jedem Einatmen verändert ..., wie jedes Ausatmen deinen Körper schwerer anfühlen lässt ... und bei jedem Einatmen du eine angenehme Leichtigkeit wahrnimmst ... Ausatmen ..., dein Körper lässt sich tiefer hineinsinken in das Gefühl des Geschehenlassens ... jenseits der Gedanken, ... angenehm schwer ... beim Ausatmen ... und ... ein fast unmerkliches Strecken der Wirbelsäule beim Einatmen ... Einatmen ist nehmen ..., hingegen ... ausatmen abgeben ... Verbrauchtes abgeben ... und ... während du das Heben und Senken deines Bauchnabels beobachtest ..., kannst du deine Atempausen nach dem Ausatmen ... fast unmerklich verlängern ..., tiefer loslassen ... Verlängere die Zeit ... an dem Punkt ..., wo sich Geben und Nehmen begegnen ..., verlängere die Pausen ... im immerwährenden Atemkreis ..., wie von allein ... treiben lassen ... zu einem Ort ..., an dem du dich wohlfühlst ..., der dir gefällt ..., wo du dich geborgen fühlst ..., begleitet von Erinnerungen, Bildern und Gefühlen ... Am Meer ..., du kannst den Sand unter deinen Füßen spüren ..., den warmen Sand ..., und ... am Horizont berühren sich Blau ..., Grün, ... Türkis ... und Grau ...

Wellen rauschen heran ..., brechen sich ... und fallen zurück ..., rollen heran ..., brechen sich und rauschen zurück ..., immer wieder ..., immer gleich ... und doch immer anders ... Du hörst das Rauschen der See und des Windes ..., alles ist vergänglich ... und ... bleibt doch für immer ... Wechsel und Konstanz fließen zusammen ... wie zwei Liebende ... panta rhei ..., so ist das Leben ..., ständig Neues ... und ... immer das Alte ... Loslassen und festhalten ...

Wir brauchen und lieben beides ..., mal die Dinge in die Hand nehmen ... und ... dann wieder tanzen mit dem Schicksal ..., mal Fels in der Brandung sein ... und ... dann ... go with the flow ... Dialektik ... und ... Dualität ... Ausruhen ... Innehalten ..., um sich dann dem Tanz der Tänze ... im Rhythmus ... und ... der Melodie des Lebens hinzugeben ...

Eine Göttin kennt ihre Bestimmung genau ..., sie ist in gutem Kontakt mit ihrem wilden Kern ..., eine solche Frau ist sinnlich ... bei allem ..., was sie tut ..., was ihr Spaß macht ... und ... ihr Herz zum Hüpfen bringt ..., sie hält unbeirrt an ihrer Bestimmung fest ...

Statt dem leicht Vergänglichen nachzutrauern ..., öffnet sie ihre Blüten immer und immer wieder ..., um ... Fruchtstände zu bilden ... Ihre schöpferische Quelle strahlt weithin ..., sie strebt ..., die innere Weisheit und Intuition ... mehr und mehr zu vervollkommnen ...

Eine solche Göttin ist fest verbunden mit Mutter Erde ... und ... sehnt sich doch ... gleichzeitig nach allen Möglichkeiten im Himmel ... Sehnen und suchen ..., beides zur gleichen Zeit ..., neugierig ..., mit unbändiger Willenskraft und Stärke ..., niemand sollte die Standhaftigkeit und Kraft ... einer solchen Frau unterschätzen ... Sie trägt in sich ein zweites unzerstörbares und strahlendes Selbst ... und ... unter ihrem Bett stehen aus silbernen Mondfäden siebenfach gewebte Tanzschuhe ..., der bunte Flickenteppich vor dem Ofen könnte tatsächlich ein fliegender Teppich sein ..., mit dem sie auf den Schwingen des Mutes ... tatsächlich ... oder manchmal auch in ihren Träumen ... weit über die vertraute Heimat hinausreist ... in unbekannte Regionen ..., und ... wahrscheinlich ... trägt sie in den Tiefen ihrer Manteltaschen einen zusammengefalteten Wald ...

Sie kennt den Ort der sprudelnden Quelle ..., sie weiß ..., wie man vor dem Osterwasserholen den Quell von altem Laub und Geröll befreit, ... damit das Wasser wieder kraftvoll und klar fließen kann ..., den klaren Quell des eigenen Selbst ...

Sie ist jung ... und ... ein wenig alt ..., beides zur gleichen Zeit ..., wild und liebevoll ..., beides zur gleichen Zeit ..., sie kennt die Pflanzen und ihre Heilwirkungen ... und sie weiß im tiefsten Inneren ...: Liebe ist die heilsamste Medizin ... Liebe ... heilt ...

(Name), fühle in deinem Körper ...: Wo spürst du deine Quelle ..., wo fühlst du den Ursprung deines wilden ..., intuitiven Selbst? ... wo genau kannst du jetzt deinen unbeugsamen Kern fühlen? *(Antwort z. B.: im Bauch)* ...

Und wenn du jetzt eine Farbe als Symbol dafür finden würdest ..., welche Farbe wäre das? *(Antwort z. B.: gelb)*

Lass dein Gelb jetzt strahlen und leuchten ..., immer mehr und mehr ..., bei jedem Ausatmen größer werden ..., größer und größer ... wie ein gelber Luftballon ... Jedes Ausatmen bringt dein Gelb weiter ... in deine Brust ..., in dein Herz ... Gelb über die Halsschlagader ..., den Hinterkopf ..., auf die Haut der Stirn ..., in den Hintergrund der Augen ..., warmströmendes Gelb über dein ganzes Gesicht ... in jede Hirnwindung ..., wohltuend sich ausbreitend über die Schultern ..., deine Arme ..., die Haut der Unterarme ..., in die Hände und aus den Fingerspitzen heraus ... Sonniges Gelb in den Unterbauch ..., die Schenkel ..., Waden ..., in die Füße und aus den Fußspitzen heraus ... Tauche deinen ganzen Körper in ein warmes Bad aus sonnigem Gelb ... Alles ist gelb ..., alles ist gelb ... Genieße das warme Gefühl und den gelben Duft ..., atme dieses Gelb tief ein ..., bringe es in jede Zelle und jeden Zwischenraum ..., das ist die Einmaligkeit des Seins ..., fließend ..., strömend ..., duftend ..., vielleicht sogar quicklebendig pulsierend ... Sieh dich von außen ..., von hinten ... und oben ..., von allen Seiten ..., während du dich drehst ... in dem wunderschönen Gelb ..., glitzernd ..., in funkelnden Sternenstaub getauchtes Gelb ... Mit diesem Gelb kannst du den Tanz der Tänze wagen ..., wild und gefährlich ..., wann immer du willst ... Sieh deine Schönheit ... Aus deinen strahlenden Augen funkelt eine große Seele ..., betrachte dein Strahlen ... Güte lässt Schönheit erst deutlich erstrahlen ..., wobei ... die Schönheit über die Zeit hinweg immer zur Fülle strebt ..., zur Einheit im Ganzen ... Blumenduft ist wie Vogelgesang ..., wir träumen von der Ewigkeit des Duftes ... und ... wissen doch von dessen Vergänglichkeit ... Jedes Sein ist einmalig ... und ... jede Sekunde ist einmalig ..., darum ... ist Schönheit die Einmaligkeit des Augenblicks ... und ... ein göttliches Geschenk ... Vielleicht ist jetzt eine gute Zeit ..., sich innerlich für das Geschenk des Lebens zu bedanken ..., für dieses reiche Leben ..., das alle Höhen und Tiefen genau kennt ..., in dem du gelernt hast ..., diese Höhen und Tiefen auszubalancieren ... Dankbar sein ... für alles ..., was du bist ... und ... was du in dir trägst ... Du bist ein Geschenk ... Es ist ein Geschenk ..., mit dir befreundet zu sein ...

Exduktion

... und vielleicht sieht vieles im Außen so aus wie vorher ..., aber im Inneren kannst du schon ganz genau spüren ..., wie deine freudige Neugier auf die Zukunft zu wachsen beginnt ..., Raum fordert ...

Mit dem tiefen Wissen, dass du ein zuverlässiges und starkes Gelb in dir trägst, das dir zu jeder Zeit und an jedem Ort wie selbstverständlich zur Verfügung steht, kannst du in deiner Zeit mit jedem Atemzug wieder bewusster in der äußeren Welt ankommen, wach, belebt und sehr lebendig, hier im Garten neben mir.

Was hältst du davon, wenn wir zwei in unserem naturgeschenkten Göttinnenkleid in dieser Mittsommernacht im See baden? Lass uns das Leben feiern.

Lass uns wild und gefährlich sein. Jetzt!

Die Begegnung mit der inneren Frau

Elsbeth Freudenfeld[11]

Einführung

Die folgende Trance-Übung lädt Frauen dazu ein, der als »Innere Frau« benannten Repräsentantin einer tieferen Schicht der eigenen Weiblichkeit zu begegnen, die freier von kulturellen Prägungen, aktuellen Rollenidealen und sozialen Erwartungen ist als das weibliche »Alltags-Ich«.

Frauen sind, wie auch in vielen entsprechenden Studien nachgewiesen werden konnte, beziehungssensibler, fühlen sich häufig in ihrem eigenen Wohlbefinden mehr auf eine gute Beziehungsqualität angewiesen und sind daher auch eher bereit, etwas für Beziehungen zu tun, als dies im Allgemeinen bei Männern der Fall ist. Das bringt mit sich, dass Frauen stark auf Anfragen, die von außen an sie gerichtet werden, reagieren, und schnell bereit sind, eigene Bedürfnisse zurückzustellen und eigene Interessen zu vernachlässigen, um ihre Aufmerksamkeit den Anliegen ihrer Mitmenschen und gemeinschaftlichen Belangen zu widmen. Zusätzlich ist das Leben vieler Frauen davon bestimmt, in mehreren Lebensbereichen hohen, geradezu perfektionistischen Ansprüchen zu genügen, deren Maßstab ein ursprünglich äußerer ist.

Die folgende Trance regt an, von der Anpassung an äußere Maßstäbe ins Wahrnehmen der eigenen Bedürfnisse und des eigenen Potenzials zu kommen, vom »Funktions-Modus« in den »Seins-Modus« zu finden und eine Idee davon zu entwickeln, wie es aussehen und sich anfühlen könnte, den individuellen weiblichen Qualitäten und Eigenarten Raum zu geben und sein Leben entsprechend zu gestalten.

Diese Trance kann bereits relativ zu Beginn einer Therapie angeboten werden, da die auftauchenden Bilder und Themen häufig auf Entwicklungsdefizite oder Entwicklungswünsche der Patientin hinweisen, die dann eine Orientierung für den weiteren therapeutischen Prozess bieten. Dadurch, dass die Bilder und Erlebnisse von den betreffenden Frauen in aller Regel als sehr wesentlich im Hinblick auf die eigene Person empfunden werden, wirken sie zusätzlich moti-

11 Erstveröffentlichung in: Eck 2016.

vationsstärkend. Generell lässt sich diese Trance an jedem Punkt der Therapie gewinnbringend einsetzen, an dem es darum geht, Zugang zu den eigenen Bedürfnissen zu finden, wie auch immer dann, wenn es um die Erkundung und Stärkung der eigenen Weiblichkeit und die Förderung von weiblicher Unabhängigkeit geht. Insbesondere bei sexuellen Themen kann diese Trance ein guter Einstieg in die Bearbeitung sein, da sie der auch hier meist zu ausgeprägten Orientierung auf den Partner entgegenwirkt und stattdessen das eigene Erleben und die eigenen Gestaltungskräfte fokussiert.

Es ist wichtig, für die Entwicklung der Bilder und Empfindungen genügend Zeit zu geben, ebenso für die Nachbesprechung, weshalb es sinnvoll sein kann, für diese Intervention eine Doppelstunde vorzusehen. Die Trance selbst sollte mit entsprechenden Pausen und Wiederholungen auf 30–45 Minuten ausgedehnt werden.

Induktion

Machen Sie es sich bequem und nehmen Sie sich ein paar Momente, um mit einigen angenehmen Atemzügen bei sich selbst anzukommen ... Sie können bei jedem Ausatmen etwas abgeben, was Sie gerade nicht brauchen ..., um sich bei jedem Einatmen auf Ihr inneres Erleben zu konzentrieren und neugierig auf die inneren Bilder zu sein, die ganz von selbst auftauchen können ...

Trance

... wenn Sie damit beginnen, sich eine Wiese vorzustellen, so wie Sie eine Wiese gerne mögen, ... in der Jahreszeit und dem Klima, das Ihnen gerade am liebsten ist ..., die Farben ..., der Himmel ..., die umgebende Landschaft ..., und wenn Sie diese Wiese so ungefähr vor sich sehen, dann können Sie in Ihrer Vorstellung auf die Wiese gehen und spüren, wie es ist, dort zu sein, ... die Brise, die Ihnen um die Nase weht, ... die Geräusche und Klänge, ... und wenn Sie Ihren Blick schweifen lassen, dann können Sie sehen, dass irgendwo dort ein Weg beginnt ..., und es gibt so viele Arten von Wegen ..., gerade und verschlungene ..., breite und schmale ..., und wenn Sie Ihren ganz eigenen Weg entdeckt haben, dann können Sie diesen Weg gehen, auf dem Ihnen Ihre innere Frau begegnen wird ..., eine Frau, die Ihnen irgendwie vertraut, aber irgendwie auch fremd erscheinen kann ..., und während Sie diesen Weg gehen, können Sie dort am Horizont eine weibliche Gestalt erkennen, die Ihnen entgegenkommt, und können mit jedem Schritt, den Sie sich näher kommen ... in Ihrer eigenen Zeit ... etwas genauer erkennen, was für eine Art von Frau das ist ..., ihre Gestalt ..., ihr Gang ..., und Sie können sie im Näherkommen immer deutlicher wahrnehmen: die Kleidung, die Statur ..., die Haare ..., wie bewegt sie sich? ... irgendwann das Gesicht ...

Sie können ihr irgendwann auf der Hälfte des Weges begegnen ..., sie begrüßen, so wie es Ihnen angemessen erscheint ..., und Sie können sich von der inneren Frau einladen lassen, sie in ihre Welt zu begleiten, in die Landschaft, in der sie lebt, in der sie sich niedergelassen hat ..., und während Sie mit ihr gehen, dürfen Sie weiter neugierig sein und genau beobachten: Was für eine Art von Frau ist das, welche besondere Qualität macht diese Frau aus? ... was hat sie für eine Ausstrahlung ..., alles kann sich noch verändern ... und kann allmählich immer deutlicher werden: Was ist ihre Art, in der Welt zu sein ... Wie schaut sie in die Welt? ... die Augen ..., das Lachen ... Was hat sie für eine Stimme? ... wie bewegt sie sich? ... was hat sie für ein Temperament? ... wie geht sie durchs Leben?

... und wenn Sie dort ankommen, wo Ihre innere Frau lebt: Welche Umgebung hat sie gewählt, was passt zu ihr? ... wie wohnt sie? ... womit umgibt sie sich? ... Lassen Sie sich Zeit, alles genau anzuschauen und mit ihr durch ihren Tag zu gehen ..., alles zu erkunden: Wie verbringt sie ihre Tage? ... und womit? ... Was hat Platz in ihrem Leben – und was vielleicht nicht? ... Gibt es Pflanzen ..., Tiere ..., andere Menschen? ...

Was ist ihr Lebensgefühl? ... was ist ihr wichtig? ... Wie geht sie mit ihrem Körper um? ... Was für eine ganz spezielle Qualität wird für Sie spürbar, wenn Sie dort sind? ... Wie fühlt sich das an? ... Wie lebt diese Frau ihre Liebe? ... Und wie lebt sie ihre Sexualität? ...

Wenn Sie möchten, können Sie eine Weile so wie in sie hineinschlüpfen, um von innen zu spüren, wie es sich anfühlt, so da zu sein, sich so zu fühlen, sich so zu bewegen, so zu leben ... Wie fühlt sich das anders an? Lassen Sie sich Zeit, das zu erkunden ...

Um dann wieder zurückzukehren in den eigenen Körper ..., um sich noch ein wenig umzuschauen ..., nochmal alles auf sich wirken zu lassen ... Vielleicht möchten Sie Ihrer inneren Frau eine Frage stellen ..., vielleicht möchte sie Ihnen etwas sagen ..., vielleicht möchten Sie ein

Geschenk von der inneren Frau empfangen, wie ein Souvenir, um sich daran erinnern zu können ...

Und sich dann langsam bereit zu machen für den Rückweg ... und sich von der inneren Frau zurückbegleiten zu lassen bis zu dem Punkt, an dem Sie sich getroffen haben ..., und sich dort verabschieden ..., sich bedanken ..., fragen, ob Sie wiederkommen dürfen ..., um dann den restlichen Weg alleine zurückzulegen bis zu der Wiese, auf der Ihre Reise begann ...

Exduktion

Und nehmen Sie sich noch ein paar Momente, um das, was Sie erlebt haben, ein wenig nachwirken zu lassen ... und dem Erlebten einen guten Platz in Ihrem Körper zu geben ..., um dann – mit ein bisschen Recken und Strecken und einem tiefen Atemzug – wieder hier anzukommen, in diesem Raum und dieser Zeit, ganz wach und frisch!

Schildkrötenritt – Die weiblichen Wurzeln finden

Claudia Weinspach

Einführung

Diese Trance hat sich bei folgenden Fragestellungen bewährt:

- Was möchte ich? Hilfe bei Entscheidungen, die das »Frausein« betreffen
- Wer bin ich? Identitätsfragen, Wurzeln finden
- Was würde eine Verstorbene/wichtige Person dazu sagen?
- Was steckt in mir? Selbstzweifel bearbeiten, Ich-Stärkung, Rückhalt für die eigene Weiblichkeit

Was muss man wissen, um die Trance richtig einsetzen zu können?

- Biografische Hintergründe der Patientin
- Derzeitige Lebenssituation (z. B.: Ist vor Kurzem jemand verstorben?)
- Alle wichtigen Elemente auf Aversionen prüfen (z. B. Feuer, Schildkrötenmutter)

Welche Blickwinkel eröffnet die Trance?

- In mir steckt mehr als nur ich.
- Ich kann mir Hilfe holen in mir selbst.
- Es gibt etwas Altes, Festes, Haltgebendes in der Gemeinschaft mit meinen Ahnen.
- In der Verbindung mit meinen Wurzeln finde ich neue Seiten meiner Weiblichkeit.

Welche Erfahrungen machen Klientinnen damit?

- Vertrauen
- Freude am Frausein und der eigenen Weiblichkeit in den verschiedenen Phasen des Lebens
- Zugehörigkeit, Verbundenheit
- Stärke und Erleben von innerem Frieden, Rückhalt

- Hilfe in der Gemeinschaft
- Antworten auf ihre Fragen, Sinnfindung in Zeiten der Veränderung (z. B. berufliche Orientierung und Mutterschaft, Wechseljahre)

Besonderheiten: Was gibt es beim Vorlesen zu beachten?

- Den Rapport; sicherstellen, dass die Klientin noch »im Boot« ist

Induktion

Da ist die innere Welt, die sich leichter auftut, wenn Du die Augen schließt. Die Geräusche draußen werden hörbarer und auch meine Stimme. Jetzt gibt es nichts weiter zu tun, als diesen Geräuschen und meiner Stimme zu folgen. Und wenn du – jetzt oder später – noch das Bedürfnis hast, dich anders hinzusetzen oder etwas an deiner Position zu verändern, dann kannst du das jederzeit tun. Lass dir die Zeit, die du brauchst. Vielleicht gibt es Gedanken, die einfach da sind, die vielleicht schon heute Morgen da waren, als du aufgestanden bist. Du kannst sie jetzt alle denken, während du immer mehr in deiner eigenen Zeit und auf deine eigene, ganz spezifische Weise in Trance gehst und zu dir findest.

Wenn du es interessant findest, für einen Augenblick deinen Atem zu spüren und zu beobachten, wie du ein- und ausatmest, dann kannst du das jetzt tun. Fühlen, wie sich beim Einatmen der Brustkorb hebt und beim Ausatmen wieder senkt. Und dann achte auch einmal darauf, wie tief dein Atem von alleine fließen möchte ..., ob du in deine Brust atmest oder etwas tiefer in den Bauch hinein. Lass dich überraschen, ob deine Rippenbögen sich zu den Seiten heben möchten, während du einatmest und du dir innere Weite für dich holst ... Oder ob du in einem ganz kleinen Atemzug den Atem fließen lassen möchtest. Ein ... und aus ... und wenn du Spannung fühlst, dann kannst du mit dem nächsten Einatmen einmal richtig tief Luft holen und die Schultern nach oben heben ..., einen Augenblick die Luft anhalten. Genau ..., einfach anhalten und die Spannung halten, sie fühlen ..., die Luft anhalten und Spannung fühlen ..., und erst wenn du spürst »jetzt kann ich nicht mehr halten – jetzt – jetzt – jetzt« ... ausatmen. Einfach alles gehen lassen, die Schultern sinken lassen. Und das in deinem eigenen Atemrhythmus gleich noch ein- oder zweimal wiederholen, wenn du es brauchst und es sich gut anfühlt ..., einatmen, die Schultern nach oben heben und halten ... und halten ... und halten und dann ... mit dem Ausatmen alles ausschütteln.

Nimm dir die Zeit, die du selbst brauchst, um weiter in deine innere Welt hineinzugleiten ..., und es kann sein, dass ich dir an einigen Stellen ein bisschen voraus bin mit dem, was ich sage, oder dass du an anderen Stellen selbst mir vorauseilst und in deiner inneren Welt etwas erlebst, was du für dich genießt ..., und das ist gut. Nimm dir die Freiheit, jetzt deine eigene Welt aufzusuchen, so wie du sie magst, so wie du sie in dir gestalten möchtest.

Und so lass dich jetzt einladen ... auf eine Reise, die dich später an einen neuen inneren Ort deines Frauseins führen wird ... Deine Reise beginnt an deinem dir vertrauten Ruheort ..., dafür kannst du an diesem, deinem ganz vertrauten Ort der Ruhe, ankommen ...

Und es kann sein, dass es einfach ein Stuhl ist ... so wie der Stuhl, auf dem du sitzt. Oder Dein Lieblingsstrand mit kleinen Felsen ... Vielleicht eine Bank in den Bergen, wo dein Blick in endlose Weiten der Bergketten schweift ... Wo auch immer dein Ruheort ist, komme jetzt auf deine Weise an ... An deinem Ort ..., dem Ort, an dem du dich wohl und geborgen fühlst.

Und dann kann dein Unbewusstes mir nun und damit auch dir selbst ein Zeichen geben. Wenn du mit ideomotorischem Signal vertraut bist, kannst du fühlen, wie dein Unbewusstes für dich ganz von selbst deinen Ja-Finger bewegt oder dir zulächelt, vielleicht deinen Kopf leicht nicken lässt ... dir damit zeigt: »Ja, ich bin angekommen.« Und dort ... an deinem Ort ... findet dein Körper jetzt eine bequeme Position im Sitzen oder Liegen ... für deine Reise in die neue Welt.

Trance

Geführt von deinem Unbewussten lehnst du dich noch mehr zurück. Dein Blick geht nach oben ..., fällt in den Himmel ... Und dort siehst du in der sternenklaren Nacht ... deinen Lieblingsstern ..., er leuchtet ..., kommt näher und wird heller ..., noch näher ..., ganz nah und hell ...

Und dann tauchst du durch das Licht deines strahlenden Sterns hindurch ... in deine Traumwelt hinein ...

Im dämmrigen Licht findest du dich in einer Landschaft wieder, die dir unbekannt ist. Hier ist es trocken und sandig. Vielleicht wie in Arizona mit Joshua Trees ..., kleineren Tumbleweeds ..., viel Sand ... und dort ganz in der Nähe: eine riesige Schildkröte ..., eine Schildkröte so groß, wie du sie noch nie gesehen hast, und sie lächelt dich an ... Sie sieht aus, wie du dir die Urmutter aller Schildkröten vorstellst ..., und sie lädt dich ein, auf ihrem Rücken Platz zu nehmen, auf ihr zu reiten und mit ihr zu reisen ..., ihr Rücken bietet viel Platz und ist ganz bequem. Du kannst dich auf dem Rücken deiner Schildkröte niederlassen. Wenn du es möchtest, kannst du dich sogar hinlegen, und da ist immer noch viel Platz. Einfach hinlegen und dich tragen lassen. Wenn du dann auf ihrem Rücken Platz genommen hast, geht sie los ... im Schildkrötentempo, wie Schildkröten eben sind, einen Fuß vor den anderen ... und noch einen ... und noch einen.

Während die Schildkröte in ihrem eigenen Schritt durch die Landschaft stapft, gleitest du noch tiefer in deine Hypnose, deine Trance und vertraust dich deiner Schildkröte an ..., dem Rücken dieses Tiers, das die Welt schon vor Urzeiten gekannt hat. Das Tier, das auf seine unglaublich anpassungsfähige Art in allen Klimazonen dieser Erde leben kann und von den Indianern als Trägerin der Welt gesehen wurde. ... Du lässt dich von ihm durch die Nacht tragen ... das ist angenehm. Du kannst dich ausruhen. Ein bisschen träumen, während du genießt, wie dein Rücken geschaukelt wird ... Angenehm geerdet ... und noch ein Schritt und noch einer ... Deine Schildkröte geht weiter und irgendwann fühlst du, dass es ein Ziel gibt, das du gar nicht kanntest, über das du nicht nachgedacht hast, weil du genossen hast, dich tragen zu lassen. Die Landschaft verändert sich und du spürst, dass ihr euch einem Ort nähert ..., einer Versammlung ..., da sind noch andere Menschen und ja, dort hinten ... ein kleines Feuer ... Du siehst die Flammen von Weitem und hörst Musik aus der Ferne. Trommelrhythmen ... Deine Schildkröte nähert sich diesem für dich fremden Ort. Du fühlst diese tiefe Ruhe in dir, so als gäbe es an diesem fremden Ort etwas ganz Vertrautes ..., da ist etwas, was auf dich wartet, etwas, wonach du schon lange gesucht hast. Du spürst, dass du dort etwas Wichtiges über dich als Frau erfahren wirst ... Und deine Schildkröte nähert sich dem Platz und bleibt stehen. Im dämmrigen Licht siehst du die Gruppe der Menschen etwas weiter entfernt am Feuer sitzen ... Du schaust deine Schildkröte an und sie lächelt, sagt: »Ja. Genau. Geh dort hin zu deinem Feuer ..., nimm Platz und schau in die Flammen, dann wirst du erfahren, was es heute für dich zu lernen gibt.« Wenn du möchtest, kannst du jetzt der Einladung der Schildkröte nachkommen ..., zum Feuer gehen und Platz nehmen. Einfach in die Flammen schauen ... In die Flammen hineinschauen, die züngelnden Flammen tanzen.

Die Wärme des Feuers fühlen, der knisternden Botschaft lauschen. Lauschen ..., schauen ..., spüren ... und schließlich ... entdecken. Das Sehen (Spüren/Hören), weswegen du gekommen bist. Du fühlst wieder die Verbindung und Vertrautheit, die du schon beim Annähern an diesen Platz empfunden hast ..., es ist eine tiefe Vertrautheit ..., eine zeitlose innere Nähe ... Du spürst die Wärme des Feuers um Dich herum und die Verbindung ..., eine uralte Verbindung ... Deine Ahnen ... Wenn du möchtest, kannst du jetzt Kontakt aufnehmen ..., genau so, wie du es willst ..., etwas sagen oder eine Frage stellen ...

Dies ist ein Moment, der ganz dir gehört ..., an diesem Feuer, das dich schützend umarmt.

Du hörst die Stimmen, die Trommeln ..., Musik ..., spürst die tiefe Verbindung zu deinen Ahnen. Hier hast du einen Schatz gefunden, den du mitnehmen kannst.

Und du kannst heute etwas hierlassen, das du von nun an nicht mehr brauchst.

Dein Unbewusstes sorgt dafür, dass alles seinen Platz bekommt ...

Und dann wird mir dein Unbewusstes ein Zeichen geben, wenn alles Wichtige getan ist.

Nun ist es Zeit ... Du löst dich von dem Erlebten ..., von deinen Ahnen ..., von diesem Platz ..., verabschiedest dich ... mit der tiefen Sicherheit, dass du wiederkommen kannst ... Deine Schildkröte wartet auf dich ... und du gehst zu ihr ... Sie lässt Dich auf ihren Rücken steigen, und du findest schon ganz vertraut deinen Platz ... vielleicht möchtest du dich hinlegen, dich tragen lassen ..., schaukeln, zurück durch die Nacht. Von diesem besonderen Ort zurück ..., Schritt für Schritt ... für Schritt und weiter ... Schritt für Schritt. Die Sterne am Himmel ... Ihr geht gemeinsam und du lässt dich tragen ... zurück zum Ausgangsplatz. Beim Verabschieden lächelt sie dich noch einmal wissend an. Ihr Lächeln sagt dir, dass du willkommen bist, wieder mit ihr reisen kannst ...

Dann kommst du an deinem Ruheort an ..., wachst auf mit dem Blick auf deinen Lieblingsstern, der inzwischen weitergewandert ist, ... ruhst dich noch einen Moment aus ...

... Und dein Unbewusstes gibt mir ein Zeichen, sobald du für deinen Rückweg bereit bist ...

Exduktion

Und du fängst damit an, ein bisschen mehr in deinen Körper zurückzukommen. Als Erstes ganz genüsslich in deine Zehen. Lass dir viel Zeit. Spür die Zehen in ihrer kleinen Bewegung. Und dann lass einmal von den Zehen ausgehend dieses Kribbeln, diese Energie bis zu den Fingerspitzen wandern und fühle, wie deine Fingerspitzen sich bewegen wollen, wenn du dich selber weckst. Lass deine Bewegungen größer werden, du kannst dich nun recken und strecken ..., tiefer atmen ... Tu, was du brauchst, um wieder ganz hier im Raum anzukommen ..., wach und klar deine Augen zu öffnen.

Vom Knüllen, Formen und Entfalten …

Hiltrud Bierbaum-Luttermann

Einführung

Die Idee, mit dem Knüllen und Formen von Papier als Tranceprozess zu experimentieren, kam in gemeinsamen Gesprächen mit der bildenden Künstlerin und Kunstvermittlerin Inge Luttermann zustande. Die Überschneidungen der Bereiche Kunst, Spiel und therapeutische Trance, die auch durch Impact-Techniken (nach Danie Beaulieu 2017) entstehen können, machten uns neugierig, all dies miteinander zu verbinden. So entstand etwas Neues, überraschend Intensives, in Workshops, auf Kongressen und im therapeutischen Setting mit Einzelnen und Familien, mit großer Resonanz und immer neuen Anwendungsideen.

Diese hier niedergeschriebene Trance ist eine Variante und gibt der Klientin die Möglichkeit, mit sich und ihrer Weiblichkeit in Kontakt zu kommen. Sie ist für Einzel- wie auch Gruppensettings geeignet, sehr intensiv und kann beliebig durch weitere Gestaltung des Papiers mit Farben und Formen erweitert werden.

Induktion

Such dir einen ruhigen Platz, an dem du in den nächsten 15–20 Minuten ungestört bist … Am besten machst du diese Trance auf einem Stuhl oder Sessel, vielleicht mit Armlehnen, sodass du die Ellenbogen bequem ablegen kannst. Was du noch benötigst, ist ein weißes Blatt Papier, glatt und unbeschrieben, ohne Linien.

Spüre deine Füße am Boden und nimm wahr, wo dein Körper den Stuhl berührt, … du verfolgst für einen Moment mit deiner Aufmerksamkeit den Fluss des Atems … und kommst auf deine Weise zur Ruhe, … Dann legst du das weiße Blatt Papier auf beide nach oben gerichteten Handflächen, sodass es wie ein Tablett auf deinen Händen ruht …, und richte es so ein, dass es bequem für dich ist …, etwa in Brusthöhe … Du atmest ein …, und während du ausatmest … und dabei das Gewicht deines Körpers an den Stuhl abgibst …, dich tragen lässt …, spürst du mit deinen Händen die Leichtigkeit dieses Blattes, das sich fast schwebend auf deinen Händen befindet … Mit dem Einatmen die Luft tief aus deinem Beckenboden herauffließen lassen ... entlang der Wirbelsäule ... bis zum Kopfansatz, sodass der Kopf leicht und beweglich auf den Halswirbeln ruht ... Und vielleicht kannst du diese Leichtigkeit gleichzeitig auch in dir spüren ... und dann den Atem in deiner Vorstellung auf dem Papier beim Ausatmen ablegen ... und das Gewicht mit jedem Atemzug noch ein bisschen mehr an den Stuhl oder Sessel abgeben ... Dich tragen lassen, so wie du dieses weiße Blatt Papier trägst ...

Trance

Stell dir nun vor für einen Moment, ... wie gerade dein Leben ist und dein Gefühl zu dir ..., zu dir als Frau ... Zu deiner Weiblichkeit oder wie du es für dich nennen magst ... In welcher Phase, in welcher Zeit du gerade bist ... Und dann lass ..., während du nun beginnst mit dem Ausatmen, dieses Blatt Papier langsam und in deinem Rhythmus zusammenzuknüllen, zu formen ..., lass Bilder und Erinnerungen ..., Ideen, Gefühle oder körperliche Empfindungen, die du mit deinem Frau- oder Mädchensein ..., die du mit deiner ganz eigenen Geschichte von Weiblichkeit verbindest ..., auftauchen ... in dein Bewusstsein oder mit dem Unbewussten kommen ... Während du in deinem Rhythmus dieses Papier langsam formst ..., lass all diese Bilder, die Gedanken, ... Erfahrungen, die dein Unbewusstes dir anbietet, auftauchen und so entsteht irgendwann ..., und du weißt, wann es fertig ist ..., eine Art Skulptur in deinen Händen ..., ist aus der Fläche des Papiers eine Art Gebilde geworden mit vielen kleinen Räumen, Plätzen, Höhlen, Knicken und Falten ...

Irgendwo in dieser Skulptur kannst du den Raum aufsuchen in deiner Vorstellung, in dem du dich wohl und sicher fühlst, deine Ruhe findest ..., eine Art Rückzugsort, und du kannst dich jetzt dort hineinbegeben in diesen Raum ... oder zu dem Platz aufbrechen irgendwo in diesem Gebilde ..., du weißt, wo genau das ist, oder dein Unbewusstes weiß es, ... und wenn du dort angekommen bist, schau dich um und nimm genau wahr welche Farbe und Atmosphäre dieser Raum hat ... Vielleicht ist es eine offene Raumlandschaft, ein Zimmer oder was auch immer ..., wie auch immer ..., schau dich um ..., nimm wahr, was du alles dort hören kannst oder riechen und fühlen, ... verweile dort einen Moment ..., sodass du ganz bei dir sein ..., mit dir sein kannst ... Und dann, wenn du so weit bist, lässt du dich leiten von dem Gefühl, den Raum oder all die Räume zu betreten in diesem Gebilde, die *deine* Weiblichkeit beherbergen, ... in denen dieses gefühlte »Du-selbst-Sein« und Frausein ... seine ganz eigene Form und Kraft gewinnt ..., in der vielleicht auch Schüchternheit, Scham und Grenzen ihren Platz und Raum haben dürfen ... Lass dich leiten von diesem Gefühl und lass dich einfach überraschen davon, was dir dort begegnet ..., während du den Atem tief aus dem Beckenboden aufnimmst, die Wirbelsäule entlanglaufen lässt und beim Ausatmen einfach mit der Schwerkraft gehst, ... in deinen eigenen Räumen und im Kontakt mit diesem Teil von dir, ...und vielleicht wirst du neugierig darauf, zu beobachten und wahrzunehmen, was passiert, wenn du nun beginnst, dieses Gebilde in deinen Händen, diesen Knüll, in dem alle diese Erfahrungen und dieses Wissen deiner Weiblichkeit ruhen ..., wenn du anfängst, diesen Raum oder diese Räume zu entfalten ..., einfach nur beobachten und wahrnehmen, dich vielleicht beschenken lassen von diesen Gefühlen und vielen Erfahrungen ..., und beobachte, was mit dir passiert, in deinem Körper und Geist ..., und achte darauf, wie viel und wie weit du gerade jetzt in diesem Moment diesen Raum entfalten möchtest, wie es sich anfühlt, wenn du ihn öffnest, ... und diese besondere Energie zu spüren ..., die sich nährt aus der Weisheit des Unbewussten und des unbewussten Wissens der Wurzeln und Verbindungen zur Weiblichkeit, die in deinen Räumen und Zellen seit vielen Tausend Jahren gespeichert ist, ... Mit dem langsamen Öffnen und Entfalten der Skulptur, die es nur einmal gibt, einzigartig ..., denn niemals ist ein Knüll wie ein anderer, auch wenn sie äußerlich sehr ähnlich erscheinen ... Mit dem Gefühl des Entfaltens kannst du dich von dieser Erfahrung leiten lassen ..., dich mit dieser Kraft verbinden. Und wenn du spürst, dass es so stimmig ist, dann hast du eine andere Skulptur, mit deren Öffnen und Verschließen du neue Räume entstehen lassen, du spielen und forschen kannst ..., was es mit dir macht, dieses Erleben zuzulassen ... Und vielleicht hast du den Knüll ganz entfaltet und es ist so eine Art Landkarte oder Relief entstanden ..., deine ganz persönliche Landkarte mit Bergen und Tälern, Plätzen und Wegen, durch die sich dein Energiefluss einen Weg bahnt.

Lass es noch zwei bis drei oder vier etwas vertiefte Atemzüge ... und mit diesen Atemzügen wirken, ... nimm all das, was für dich interessant und wichtig war, tief in deinem Unbewussten auf, sodass es dich weiter nähren und stärken kann, auch wenn du nicht bewusst daran denkst ...

Exduktion

Und dann komm langsam zurück in den Raum, in dem du dich gerade befindest, nimm wahr, wie dein Körper sich jetzt auf diesem Stuhl anfühlt ..., wie sich deine Füße auf dem Boden anfühlen, dein Gesäß, dein Rücken, deine Schulterpartie, die Augen, die Kiefermuskulatur, und dann kannst du diesen Prozess beenden für dich, auf deine Weise gespannt sein, welche Bewegungen dein Körper machen möchte oder Geräusche ..., und beende diese Trance in deinem Tempo ...

Die dunkle Seite des Weiblichen – die wilde, ungezähmte Frau

Elsbeth Freudenfeld

Einführung

In unserer Kultur erhalten Mädchen meist Anerkennung für einfühlsames, rücksichtsvolles und fürsorgliches Verhalten und lernen daher sehr früh, ein Sensorium für die Bedürfnisse anderer zu entwickeln sowie eigene Bedürfnisse zum Wohl der anderen zurückzustellen. Zu selbstbehauptendem, abgrenzendem, rivalisierendem oder gar aggressivem Verhalten werden sie dagegen kaum ermutigt.

Als Erwachsene befürchten viel Frauen, dass sie Akzeptanz, Liebe und Zugehörigkeit riskieren, wenn sie sich nicht an die Bedürfnisse und Wünsche ihres sozialen Umfeldes anpassen. Die meisten Frauen fühlen sich in ihrem Selbstwert sehr auf Bestätigung und Anerkennung von anderen angewiesen und halten das Gefühl, anderen womöglich etwas »zuzumuten«, sehr schwer aus.

Die Befürchtung, andere könnten sich von ihnen distanzieren oder abwenden, wenn sie »eigensinnig« sind, sorgt dafür, dass es vielen Frauen extrem schwerfällt, Nein zu sagen, sich abzugrenzen und konkurrierende Interessen zu vertreten.

Um diese Anpassung leisten zu können, müssen selbstbehauptende, rivalisierende, aggressive, egoistische, kämpferische Impulse abgewehrt und in den Schattenbereich der eigenen Persönlichkeit verbannt werden.

Spätestens in der Lebensmitte müssen sich viele Frauen eingestehen, dass ihr auf Fürsorge, Empathie und Rücksichtnahme auf die Bedürfnisse anderer basierendes Verhalten nicht nur nicht belohnt, sondern häufig für selbstverständlich genommen wurde, ohne erwidert oder anerkannt zu werden. Manche Frauen fühlen sich emotional erschöpft, entwertet oder frustriert angesichts der ungünstigen Bilanz an dieser Stelle ihres Lebens und geraten in eine depressive Dynamik.

Die Chance im Umgang mit dieser Krise besteht darin, die Persönlichkeitsanteile und Verhaltensweisen zu entdecken und zu kultivieren, die bis dahin als unvereinbar mit dem weiblichen Rollenideal betrachtet wurden: z. B. Selbstfürsorge, Abgrenzung, Neinsagen, Widerspruch, Eigensinn, Durchsetzungsfreude, Kampfgeist, Eindeutigkeit, Unnachgiebigkeit ... Und nicht nur diese Teile ihres menschlichen Spektrums zu entwickeln, sondern es auch zu *genießen,* sie zum Ausdruck zu bringen. Wenn Frauen dies gelingt, erfahren sie einen enormen Zuwachs an Freiheit, Selbstwirksamkeit und Lebensfreude.

Ein unterstützendes hypnotherapeutisches Angebot für Patientinnen, die davon profitieren könnten, ihre ungezähmten, freieren Anteile kennenzulernen, ist die »Reise zur Wilden Frau«, deren archetypische Verkörperungen sich in jeder Kultur finden, z. B. Lilith (sumerisch, jüdisch, christlich; erste, unbeugsame Frau Adams), Kali (hinduistische Göttin des Todes und der Zerstörung, aber auch der Erneuerung), Gorgo (Sparta), Medusa (griechisch), Furien (römisch), Turandot (Rächerin der geschändeten Frauen aus Tausendundeinem Tag[12]), Accabadora (sardische Sterbehelferin), Candomblé-Priesterinnen (afrobrasilianische mächtige Frauen), Hexen und Hebammen und viele andere mehr.

Die Wilde Frau macht uns Angst und wird deshalb abgelehnt und verleugnet. Dadurch schneiden Frauen sich von einer tiefen Quelle der Kraft, des Mutes, der Entschlossenheit, des Selbstschutzes und der weiblichen Inspiration ab. Es ist die Abspaltung eines zentralen Aspekts der weiblichen Potenz. Wenn diese Energie in Extremsituationen dennoch durchbricht (»wie eine Furie ...«), sind meist starke Scham- und Schuldgefühle die Folge.

Die Begegnung in Trance mit diesem weiblichen Aspekt kann besonders für traumatisierte Patientinnen oder bei depressiven und Verbitterungssymptomen bereichernd sein. Allerdings ist darauf zu achten, dass insbesondere bei der Bearbeitung von Traumata die Patientin bereits eine gewisse Wehrhaftigkeit entwickelt hat, da ansonsten die Qualitäten der Wilden Frau abgewehrt werden bzw. als bedrohlich bzw. überwältigend erlebt werden können. In dem Fall ist eine Annäherung an die ungezähmteren inneren Anteile in der Trance auch z. B. über ein Krafttier möglich.

Es ist wichtig, für die Entwicklung der Bilder und Empfindungen genügend Zeit zu geben, ebenso für die Nachbesprechung. Die Trance selbst sollte mit entsprechenden Pausen und Wiederholungen auf 20–30 Minuten ausgedehnt werden. Die Trance lässt sich auch sehr gut in einem Gruppen-Setting durchführen und eventuell mit rhythmischer Trommelmusik unterlegen.

12 Vgl. Petis de la Croix 1993.

Induktion

Machen Sie es sich bequem und nehmen Sie sich ein paar Momente, um mit einigen angenehmen Atemzügen bei sich selbst anzukommen … Sie können bei jedem Ausatmen etwas abgeben, was Sie gerade nicht brauchen …, um sich bei jedem Einatmen auf Ihr inneres Erleben zu konzentrieren und neugierig auf die inneren Bilder zu sein, die ganz von selbst auftauchen können …

Trance

… wenn Sie damit beginnen, sich eine Landschaft vorzustellen, die für Sie Wildnis ausdrückt …, und lassen Sie sich Zeit, diese Landschaft vor Ihrem inneren Auge entstehen zu lassen …, wild und frei, so wie Sie Wildnis am schönsten finden …, die Formation der Landschaft …, die Farben …, die Vegetation, wenn es welche gibt …, das Erd- und Mineralreich …, den Himmel … in der Jahreszeit und der Klimazone, die am besten zu dieser Landschaft passt …, und wenn Sie diese Landschaft so ungefähr vor sich sehen, dann können Sie in Ihrer Vorstellung dort hingehen und spüren, wie es ist, dort zu sein …, die Brise, die Ihnen um die Nase weht …, die Geräusche und Klänge … Vielleicht können Sie Trommeln hören oder Geräusche der Natur …

Und wenn Sie sich dort umschauen und ein wenig umherstreifen, können Sie früher oder später eine Frau entdecken, die dort alleine lebt …, eine wilde ungezähmte Frau …, eine Frau, die über das Leben und das Menschsein alles weiß, die alles gesehen hat …, allem begegnet ist und daher frei und furchtlos ist … Eine Frau, die Leben gibt und Leben nimmt …, die nicht gefällig ist …, sich nicht anpasst, … die nach ihren eigenen Regeln und ihrem eigenen Sinn lebt, eine Frau, die eigensinnig ist …, die bestimmt … und sich nicht bestimmen lässt … Was ist das für eine Frau? Wie sieht sie aus …, was hat sie für eine Gestalt …, was trägt sie für Kleidung …, was hat sie für Haare …, wie ist ihre Ausstrahlung …, wie bewegt sie sich …, wie lebt sie …, was macht sie? Was tanzt sie für einen Tanz? …Wie geht sie mit ihrer Kraft um? … Wie geht sie mit Macht um? … Wie äußert sie ihre Lebendigkeit? … Was hat sie für ein Lachen? … Und wie drückt sie ihren Zorn aus? … Wie sieht sie dabei aus? … Wie verhält sie sich, wenn ihr jemand schaden will oder sie bedroht? … Und wie genießt und feiert sie das Leben? …

Wenn Sie mögen und neugierig sind, können Sie Ihre Beobachterposition verlassen und für ein paar Momente in diese Frau hineinschlüpfen, um von innen zu spüren, wie es sich anfühlt, so zu sein, so zu leben, sich so zu bewegen ... Wie fühlt sich das anders an? Lassen Sie sich Zeit, das zu erkunden ...

Um dann wieder zurückzukehren in den eigenen Körper ... und sich noch ein paar Momente zu nehmen, das alles auf sich wirken zu lassen, die wilde Frau vielleicht noch ein bisschen zu begleiten ...

Exduktion

... Um sich dann allmählich aus dieser Landschaft zu lösen, allmählich in Ihrem eigenen Tempo in diesen Raum zurückzukehren und sich noch ein paar kostbare Momente zu nehmen, um das, was Sie erlebt haben, ein wenig nachwirken zu lassen ... und zu überprüfen, was von alledem Sie einen Platz in sich geben möchten ..., um es dann, wenn Sie es brauchen können, in sich wiederzufinden ..., ganz von selbst ..., um dann – mit ein bisschen Recken und Strecken und einem tiefen Atemzug – wieder ganz wach und erfrischt hier anzukommen, in diesem Raum und dieser Zeit!

IV Beziehungen gestalten

Ich und Du – und die Sehnsucht nach gelingender Ambivalenz

Martina Gross

Einführung

Meine eigene *Sehnsucht nach Ein-Seitigkeit* – in unterschiedlichen Kontexten und bei vielen Themen –, mein immer wieder erlebtes Unvermögen, diese Ein-Seitigkeit zu leben, und meine Ungeduld mit mir selbst, wenn es wieder einmal nicht gelingen mag, genau diese Erfahrungen von kraftraubenden inneren Kämpfen – oder auch einseitigen Entscheidungen mit hohem Preis – haben mich neugierig gemacht auf das Thema Ambivalenzen.

Der hypnosystemische Ansatz, den ich in Heidelberg bei Gunther Schmidt, in Innsbruck bei Reinhold Bartl und in Siedelsbrunn bei Mechthild Reinhard bis heute lerne und erfahre – und den ich in Wien mit meinen Kolleginnen und Klientinnen und auch mit mir selbst in meinen Supervisionen und Seminaren spürbar und erlebbar machen darf, hat für mich eine Herangehensweise ermöglicht, die nicht die Ein-Seitigkeit – auch nicht im Sinne der Ressource oder der Kompetenz – in den Fokus stellt, sondern bei der die Ambivalenz an sich zur Kompetenz und damit zu einem erstrebenswerten Zustand wird.

Dies ist für mich vor allem deshalb beruhigend, da es – zumindest bis jetzt in meinem Leben – nur recht wenige bzw. nur recht kurze Phasen der Ambivalenzfreiheit gab.

Diese Trance, die ich für dieses Buch beitrage, verdanke ich genau einer dieser Erfahrungen von Ambivalenz.

Den ersten Teil – die sogenannte *Rahmung* – habe ich geschrieben, als die Beziehung zu einem guten Freund von mir sehr von gegenseitigem Unverständnis und von Distanz geprägt war – und die Kommunikation darüber unterbrochen war.

Zunächst wollte ich nur über meine diesbezüglichen Befindlichkeiten schreiben – um einen Schritt zu gehen. Beim Schreiben fiel mir auf, dass ich – trotz der Schwierigkeiten – weder meinem Ärger und meinem Wunsch nach Distanz die Entscheidung überlassen möchte noch meiner Sehnsucht nach Versöhnung und Nähe.

Diese Ambivalenz als Ressource und Kompetenz erleben zu wollen, hat mich dann dazu inspiriert – zunächst für mich selbst und ein bisschen auch für meinen Freund, über einen »Raum für gelingende Ambivalenz« zu schreiben.

Diese Trance stellt eine für dieses Buch adaptierte Version des ursprünglichen Textes dar.

Induktion

Wo meine Sehnsucht nach Verbundenheit, Zugehörigkeit, Bezogenheit und Nähe mit meiner Sehnsucht nach Freiraum, Abstand, Unabhängigkeit und Individuation gut sein kann.

Gleichzeitig – nebeneinander – miteinander – sowohl als auch – in Balance …

Ich und du – du und ich

Und was, wenn ich etwas sage oder mache, das dich aus meinem Erleben von gelingender Ambivalenz rauskatapultiert?

Und was, wenn du etwas sagst oder machst, das mich aus deinem Erleben von gelingender Ambivalenz rauskatapultiert?

Was, wenn sich unser Erleben – deines und meines – gerade nicht berührt, weil wir – du und ich – gerade so weit weg sind?

Was brauch' ich dann, um motiviert zu bleiben – meinen Blick zunächst wieder auf mein Erleben von gelingender Ambivalenz zu richten – und dann neugierig zu sein auf unsere Berührungspunkte?

Was brauchst du, um motiviert zu bleiben – deinen Blick zunächst auf dein Erleben von gelingender Ambivalenz zu richten – und dann vielleicht wieder Neugier zu spüren auf unsere Berührungspunkte?

Und was, wenn diese Motivation und diese Neugier gerade verloren scheinen?

Für dich – für mich?

Was, wenn das Fehlen von Worten größer wird und das Seufzen lauter – und trotzdem auf die Entfernung nicht wahrgenommen werden kann, von dir nicht und von mir nicht?

Und was, wenn diese Entfernung zu unserem eigenen Erleben und auch zu unseren gemeinsamen Berührungspunkten so weit scheint, dass weder Motivation noch Neugier den Weg schaffen?

Was, wenn Einladungen aus anderen Räumen für uns – für dich, für mich – lauter werden?

Aus Abwertungsräumen?

Aus Wuträumen?

Aus Bewertungsräumen?

Aus Recht-haben-Räumen?

Auch dann, wenn es doch vor allem Schutzräume sind?

Und es mir nicht mehr gelingen mag, dich in meinem Inneren gut aussehen zu lassen?

Und es dir nicht mehr gelingen mag, mich in deinem Inneren gut aussehen zu lassen?

Genau dann ..., genau dann, wenn das passiert, dann möchte ich mutig sein.

Dann nehme ich mir vor, an diese Berührungspunkte zu glauben und meinem Raum für gelingende Ambivalenz zu vertrauen.

Und der Sehnsucht von uns beiden nach diesen – unseren – Berührungspunkten zu vertrauen.

In meiner Sehnsucht – und weil wir uns schon so nahe waren – vertraue ich auch deiner Sehnsucht.

Dann vertraue ich darauf, dass diese Räume auf uns warten, um wieder – oder vielleicht auch ganz neu – mit gelingender Ambivalenz, deiner und meiner, gefüllt und erfüllt zu werden – von mir, von dir und von uns.

Und dann stelle ich mir diesen Raum vor – wenn ich vor meinem inneren Auge Bilder sehe, dann kann ich deutlicher spüren ...

Dann spüre ich den Sog, den dieser Raum hat und der auf mich wirkt – und glaube daran, dass dein Raum auf dich auch so wirkt.

Ohne dass diese Räume gerade beleuchtet und bespielt werden, weiß ich – sie sind da!

Deiner in dir und meiner in mir.

Für mich ist das ein Raum, der Raum gibt und hält – für mich, so wie ich gerade bin, und für dich – so wie du gerade bist –, dann rieche und spüre ich diesen Wind, der da weht, und ich atme gut durch.

Und dann glaub' ich dran, dass dieser Wind vielleicht auch dir um die Nase weht und du ihn riechst und spürst.

Und während hier noch gleichzeitig für uns – für mich und für dich – die Worte fehlen und das Seufzen lauter wird –, behalte ich dieses Bild in mir und lass meinen Raum für gelingende Ambivalenz immer wieder lebendig werden und immer spürbarer in mir entstehen, – wieder – oder auch ganz neu ...

Trance

Und wie schaut dein Raum aus? Der, den du lebendig halten möchtest, wenn die Entfernung größer und unüberwindbar scheint – und du gleichzeitig mutig und neugierig bleiben möchtest?

Nimm dir Zeit – finde deinen Platz, den Platz, von dem aus du meine Stimme hören und diesen Raum in deinem Inneren gestalten und zum Leben erwecken möchtest ...

Ganz in deinem Tempo – ganz auf deine eigene Art – nur du kannst wissen, was da am besten für dich passt ...

Vielleicht bist du gerade für dich und um dich ist Ruhe ...

Vielleicht aber hörst du auch deinen Alltag und Stimmen und Geräusche, die du kennst oder die dir neu sind ...

Vielleicht sitzt du – oder du liegst ...

Vielleicht gehst du ...

Ganz egal, wie es gerade bei dir ist – alles hat seine Berechtigung und darf genau so sein, – wie es für dich jetzt spürbar wird.

Wie auch immer du gerade bist – nimm dir ein bisschen Zeit ...

Vielleicht gehen dir noch Gedanken durch den Kopf – oder Zweifel –, vielleicht ist da auch eine Sorge oder eine Unsicherheit –, möglicherweise auch ganz etwas anderes –, das darf alles sein – und ist auch gut so – und gleichzeitig merkst du vielleicht jetzt schon, wie du ganz allmählich – ganz in deinem Tempo und auf deine Art – einatmest und ganz ruhig wieder ausatmest – in deinem individuellen Rhythmus –, fließend –, ruhig ein und wieder aus ...

Du hörst meine Worte – ganz auf deine besondere Art – und wenn andere Worte stimmiger für dich sind, dann folgst du deinen eigenen Worten – und meine Stimme kann dann in den Hintergrund rücken.

Allmählich – kaum merklich – richtet sich deine Aufmerksamkeit immer mehr nach innen. Dahin, wo du gerade bist ... Da, wo dein Raum für gelingende Ambivalenz auftauchen darf ...

Mit jedem Atemzug ...

Auf deine ureigene Art ...

Nur du spürst, was da für dich stimmt ....

Ganz egal, wo du gerade in deinem Inneren unterwegs bist ...

Und wenn du möchtest – schau doch mal, was da vor deinem inneren Auge auftaucht ...

Vielleicht ist gleich ein Bild da –, von dem Raum –, deinem Raum für gelingende Ambivalenz – vielleicht aber taucht im Moment auch noch gar kein konkretes Bild auf ...

Oder es ist etwas ganz anderes ...

Alles darf sein – und ist genau das, was dich ausmacht ...

Schau dich in Ruhe einfach um ...

Hör dich um ...

Spür dich um ...

...

Schau doch –, durch welche Tür – oder welches Tor – betrittst du deinen Raum?

Ist da eine Eisentür? Oder eine alte Holztüre? Vielleicht auch mehr ein Vorhang? Oder eine Glastüre? Oder etwas ganz anderes?

Steht sie offen – und lädt dich ein einzutreten?

Ist sie geschlossen – leicht zu öffnen – oder ist sie mit einem Schloss versperrt?

Sei doch neugierig, was bei dir da auftaucht – wie du deinen Raum betrittst ...

Jeder Raum hat seine ganz eigene Schwelle ...

Manchmal braucht es Mut – über Schwellen zu gehen ...

Und vielleicht bemerkst du, dass du dich bereits dieser Schwelle –, dieser Tür zu deinem Raum für gelingende Ambivalenz näherst ...?

Schau doch mal – was siehst du da?

Und wie fühlst du dich dabei ...?

Hörst du etwas auf deinem Weg dahin?

Und möglicherweise kannst du jetzt schon – ganz in deinem Tempo, auf deine Art –, während du vielleicht gleichzeitig noch aus anderen Räumen –, aus Abwertungs- oder Wuträumen oder sonst woher kommst – jetzt schon auf diese Türe zugehen und die Schwelle übertreten und neugierig sein, welcher Raum sich da diesmal vor deinem inneren Auge auftut ...

Wie gestaltet sich dein Raum heute ...?

Was siehst du, wenn du ihn betrittst – wenn du über die Schwelle gehst?

Welche Farben?

Ist es da hell ...? Oder eher dunkel ...?

Ist es ein Zimmer? Oder mehr ein Raum, der in der Natur zu finden ist? Oder ganz ein anderer Ort?

Und wenn du dich gut umschaust – ganz so, wie es für dich passt – von ganz links bis hin zu ganz rechts – oder andersrum ...

Von ganz oben bis ganz unten ...

Was taucht da alles auf?

Schau doch ...

Wie ist der Boden – die Wände?

Wie ist dein Raum eingerichtet – wie ist er gestaltet?

So, dass gelingende Ambivalenz sich hier gut entfalten und lebendig sein kann ...

Sehnsüchte ...

Deine Individuation – und deine Bezogenheit ...

Deine Autonomie – und deine Verbundenheit ...

Freiraum und Geborgenheit ...

Ich für mich und ich für dich ...

Sowohl als auch – in deinem Raum ...

Abstand und Nähe ...

in Balance ...

Schau dich gut um in diesem – deinem Raum ...

...

Und hör doch mal hin ...

Was hörst du in diesem Raum?

Sind da Klänge ...?

Oder Töne ...?

Vielleicht auch Geräusche der Natur ...?

Oder auch ganz etwas anderes – was zu deinem individuellen Raum genau heute gut passt ...

Hör doch mal ...

Mutig und neugierig hinhören ...

Vielleicht ist es heute anders?

Intensiver – lauter – greller – leiser – sanfter – stiller ...

Und vielleicht hörst du den Wind, der da weht ...

Hör in deinen Raum ...

So, dass gelingende Ambivalenz sich noch stimmiger für dich entfalten und lebendig sein kann ...

Sehnsüchte ...

Deine Individuation – und deine Bezogenheit ...

Deine Autonomie – und deine Verbundenheit ...

Freiraum und Geborgenheit ...

Ich für mich und ich für dich ...

Sowohl als auch – in deinem Raum ...

Abstand und Nähe ...

in Balance ...

Hör dich gut um in diesem – deinem Raum ... jetzt ...

Und manchmal spürst du vielleicht den Sog ...

Wie es dich ganz angenehm – ganz so, wie es dir entspricht – hineinzieht in diesen Raum ...

Sanft – leicht – oder auch intensiv – fordernd ...

Oder du spürst den Sog heute weniger oder gar nicht ...

Vielleicht wirst du sogar abgestoßen ...?

Alles darf so sein – alles macht genau dich aus ... und entspricht genau dir!

Spür doch deinen Raum – wie erlebst du ihn – heute?

Ist da eher Wärme? Oder mehr Kühle?

Welches Klima? Welche Atmosphäre?

So, dass gelingende Ambivalenz sich noch spürbarer für dich entfalten und lebendig sein kann ...

Sehnsüchte ...

Deine Individuation – und deine Bezogenheit

Deine Autonomie – und deine Verbundenheit

Freiraum und Geborgenheit

Ich für mich und ich für dich

Sowohl als auch – in deinem Raum ...

Abstand und Nähe ...

in Balance ...

Fühl deinem Raum ... jetzt ...

Wie atmest du?

Wie richtest du dich auf?

Wie bewegt sich dein Körper in diesem – deinem Raum für gelingende Ambivalenz ...?

Vielleicht ist auch alles still ...

Und vielleicht stehst du – und findest ein Fenster oder einen anderen Platz, von dem aus du rausschauen magst – hin zu dem anderen – mit dem es im Moment gerade so schwierig ist ...

Mutig die Berührungspunkte im Blick und im Herzen behalten ...

Oder du möchtest da heute gar nicht raus- oder hinschauen ...

Schau einfach ...

Wage den Blick ... in deinem Raum – auf all das, was da dazugehört ...

Und auch hinaus und hinüber – zu dem anderen und zu den anderen ...

Ganz wie es heute für dich gut ist ....

So, dass gelingende Ambivalenz sich für dich entfalten und lebendig sein kann ...

Ganz wie es heute für dich gut ist ...

Und die Sehnsucht nach Berührungspunkten sein darf und gleichzeitig nichts sein muss ...

Deine Individuation – und deine Bezogenheit ...

Deine Autonomie – und deine Verbundenheit ...

Freiraum und Geborgenheit ...

Ich für mich und ich für dich ...

Sowohl als auch – in deinem Raum ...

Abstand und Nähe ...

in Balance ...

Es ist dein Raum ... jetzt ...

Deine Sehnsucht nach Berührungspunkten und deine Unsicherheiten ...

Gleichzeitige Gegensätzlichkeiten

Nebeneinander in Balance ...

Es ist dein Raum ...

...

Exduktion

Und jetzt, wenn du deinen Raum so gut spüren kannst – erleben kannst ...

Jetzt kannst du ganz in deiner Art und deinem Tempo – und nur dann, wenn es für dich stimmig ist – wieder Kontakt aufnehmen mit deiner äußeren Welt ...

Du kannst dem Impuls deines Körpers folgen ...

Du kannst hören – was außen hörbar ist ...

Und während eine Seite von dir in deinem Raum für gelingende Ambivalenzen verweilt – kannst du andere, äußere Räume betreten ...

Mit wachen Augen dich umschauen – umhören – gestärkt und erweitert ...

In Balance

Kraftquellen für Mütter

Anette Fahle

Einführung

Die Trance richtet sich an Mütter. Die Klientinnen können die Erfahrung machen, dass sie Handwerkszeug besitzen, ihre Energiespeicher zu füllen, und über Ressourcen verfügen, Veränderungen zu bewirken. Das Ziel ist, Kraftquellen zugänglich zu machen und sich wieder selbstwirksam und handlungsfähig zu fühlen. Bei folgenden Zielen kann die Trance unter anderem hilfreich sein: z. B. Linderung von Erschöpfungszuständen, Verbesserung der Mutter-Kind-Interaktionen, mehr Vertrauen entwickeln in die eigene Erziehungskompetenz, Akzeptanz von Entwicklungsverzögerungen und Behinderungen, kognitive Umstrukturierung zu positivem Denken. Es kann je nach Fragestellung die ganze Trance vorgelesen oder einzelne Abschnitte zu folgenden Themen ausgewählt werden:

Tankeschön: Die Trance »Tankeschön« eignet sich für alle Frauen, welche sich eine Pause gönnen möchten, um danach wieder mit mehr Energie ihren Alltag zu bewältigen.

Bei der Trance können die Klientinnen wieder Kraft tanken und sich erholen. Sie werden ermutigt, sich im Alltag Zeit zu nehmen, um Selbsthypnose zu praktizieren.

Den Blick auf schöne Momente richten: Die Trance kann bewirken, wieder ressourcenorientiert auf die eigenen Kinder zu schauen, und der Fokus kann auf das gerichtet werden, was gut läuft.

Veränderungen ermöglichen, Lösungen entwickeln: Dieser Tranceabschnitt hat das Ziel, Hoffnung und Zuversicht zu säen und zu motivieren, konkrete Ideen und Lösungsmöglichkeiten für Veränderungen zu entwickeln.

Annehmen, was da ist/loslassen: Sie kann dazu verhelfen, loszulassen von Wünschen und Vorhaben, welche nicht zu erreichen sind, und das anzunehmen und zu akzeptieren, was da ist.

Zuversicht entwickeln: Hier ist das Ziel, Hoffnung und Zuversicht zu säen.

Metapher fürs Muttersein: Die Trance »Metapher« kann hilfreich sein für alle Frauen, um Vertrauen zu gewinnen, sich an die Veränderungen des Lebens gut anzupassen und dabei gut auf sich zu achten. Die Metapher kann für jede Phase des Mutterseins nützlich sein.

Beim Vorlesen sollte darauf geachtet werden, dass der Klientin genug Zeit gegeben wird, eigene Bilder zu entwickeln. Dabei ist gut auf die nonverbalen Signale der Klientin zu achten und dementsprechend Sprechpausen, Wiederholungen etc. einzufügen.

Induktion

Du kannst dir einen Platz suchen ..., an dem du dich ausruhen möchtest ... Vielleicht hast du schon deine eigene Art und Weise entwickelt, dir Ruhe zu gönnen ..., in Trance zu gehen ...

Es kann manchmal interessant sein, zu bemerken, wie man sich Zeit nehmen kann für sich ..., obwohl eigentlich gar keine Zeit da ist. ... Und dann mehr und mehr ... ganz nebenbei ... sich Zeit nehmen. ... Im ersten Moment Zweifel ... und dann dieser Moment des Auftankens ..., der so ungemein nützlich sein kann. ... Es kann viel mehr Zeit und Energie da sein ... für die wirklich ... wichtigen Dinge ... und es kann so schön sein, diese Erfahrung zu machen ...

Du kannst dir einen Punkt suchen und auf das achten, was du siehst: ... Die Farben und Formen ... und wenn deine Augen zu blinzeln beginnen, müde werden ..., kannst du sie auch schließen. ... Die Bilder vor deinem inneren Auge kommen und gehen lassen, ... auf die Geräusche achten ..., vielleicht Stimmen, Geräusche im Zimmer und draußen ... und auf das achten, was du fühlst ... Nachdem du einen tiefen Atemzug genommen hast ..., kann sich mehr und mehr ein Gefühl von Ruhe und Gelassenheit in deinem Körper ausbreiten ... Du kannst deinen Körper in Gedanken durchwandern und vielleicht bemerken, dass du irgendwo noch Muskeln anspannst ... und diese einfach lockerlassen kannst ... Wie einfach das manchmal sein kann ... die Gedanken kommen und gehen lassen ... und du kannst neugierig sein, ... welche neuen Erfahrungen du machen kannst ...

Trance: Tankeschön

Jetzt darfst du dir wirklich gönnen aufzutanken ... mit jedem Atemzug ... mehr spüren, was wirklich wichtig ist: ... Wohlbefinden ... und Ruhe ... in den Körper fließen lassen ... wohlige Atemzüge in den Bauch ... Warum solltest du das nicht geschehen lassen? ... Während sich dein Bauch heben und senken kann ..., werden wohltuende Prozesse in Gang gesetzt, ... auf und ab ..., es kann so leicht sein ... das, was gut tut, einzuatmen ... und auszuatmen ... Vielleicht kannst du dir überlegen, was du beim Ausatmen loswerden möchtest? ... Tankeschön ..., einfach gut auftanken ... und sich auch bei sich bedanken ... für all das, was du täglich machst ..., jetzt oder auch später den eigenen Wert schätzen ..., einfach geschehen lassen ...

Und was immer dich vielleicht gerade beschäftigen mag ... es kann in jeder Lebenslage nützlich sein aufzutanken ... Dabei kannst du dir vorstellen ..., wo in deinem Körper vielleicht eine kleine Quelle der Energie sprudeln kann ..., und die Energie sprudeln lassen ...

Jeder Mensch kann auf seine Art und Weise ... wieder seine Kraftquelle entdecken, ... die sich ihren Weg bahnen kann ... Für manche Menschen kann es auch hilfreich sein, ... die Quelle der Energie in einer bestimmten Farbe sprudeln zu lassen ... Lass dir Zeit! ... Die Energie kann sich in jede Faser deines Körpers verteilen ... und du kannst jetzt damit beginnen, Kraft ... und Energie ... zu tanken ... und zu genießen ... Die Dinge können sich allmählich entwickeln ... Sich Schritt für Schritt wieder anders fühlen können ..., egal was du jetzt gerade denkst oder fühlst ...Eines ist sicher: ... Du wirst Samen säen, ... welche jetzt oder auch später aufgehen können ... und ihre Wirkung entfalten können ..., und früher oder später ernten ..., wohltuende Veränderungen bewirken können ..., genau die Wirkung, die notwendig ist ... Die inneren Kräfte ganz allmählich wiederentdecken ... und mehr und mehr ... gelassen ... und zuversichtlich in die Zukunft schauen ...

Trance: Den Blick auf schöne Momente richten

Ich möchte dich einladen, an dein Kind zu denken ..., an all die schönen Momente.

... Vielleicht erinnerst du dich an Momente, die dich glücklich machen, ... diese Schätze ... und dieses Glück ... Du kannst damit beginnen, diese Verbundenheit zu spüren ..., und diese helfen aufzutanken ... Vielleicht kannst du dir einen Moment vorstellen, in dem dein Kind mit Freude etwas gemacht hat ...

Stell dir jetzt vor, wie dein Kind aussieht, wenn es glücklich ist ... dieser ganz besondere Ausdruck ... Glück mehr und mehr spüren. ...Und während dein bewusstes Denken noch mit den glücklichen Momenten beschäftigt ist ..., kann dein unbewusstes Denken damit beginnen,

Ideen zu entwickeln ..., wie du mehr Bedingungen schaffen kannst ..., glückliche Momente mit deinem Kind zu erleben, ... mit mehr Leichtigkeit lustige Momente in den Alltag einzubauen. ... Diese schönen Gemeinsamkeiten ..., und es kann schön sein, ... diese glücklichen Momente bei Kindern zu beobachten: ... im Moment sein ..., ganz vertieft ..., und sich freuen können ..., begeistert sein.

... Und ich weiß nicht, wann du dir erlauben wirst, mehr und mehr im Moment zu leben ..., achtsam im Moment ..., im Moment achtsam ... oder momentan achtsam ... Die Stimmung von Kindern kann blitzschnell wechseln ..., das kann manchmal wirklich hilfreich sein ..., die Stimmung zu wechseln ..., dann wenn es nützlich und hilfreich ist ..., und du kannst dir überlegen ..., was du noch von deinen Kindern lernen kannst ...

Trance: Veränderungen ermöglichen, Lösungen entwickeln

Und natürlich gibt es immer auch Wünsche für die Kinder ..., auch Sorgen über Entwicklungen.

... Du kannst dir vorstellen ..., du schaust von oben auf dein Kind ... Du schwebst ganz weit oben ..., genau die richtige Höhe, welche du brauchst, um den richtigen Überblick zu bekommen ... Es kann manchmal interessant sein, ... weil du oben interessante Dinge entdecken kannst ..., sich Zeit nehmen, einen Überblick zu bekommen ...,Weitblick und Durchblick zu entwickeln ..., den Blick auf das richten, was wirklich wichtig ist ... in Tag- oder Nachtträumen ... Vielleicht kannst du deinem unbewussten Denken erlauben, Ideen zu produzieren ... Was möchtest du konkret in Bezug auf dein Kind anders machen? ... Es kann eine konkrete Idee entstehen ... Lass dir Zeit, ... jetzt oder auch später Ideen zu entwickeln ... Vielleicht mehr erwähnen, was gut klappt ..., mehr Zeit miteinander ... und du kannst schon heute damit beginnen ..., es kann so einfach sein ..., einfach anzufangen.

Trance: Annehmen, was da ist/loslassen

Manchmal kann es auch hilfreich sein zu sagen: ... es ist, wie es ist ..., auch wenn es ungewohnt ist ..., auf diese Art zu denken ..., es ist, wie es ist ... Und einfach loslassen von Wünschen und Zielen ... Es kann manchmal leichter sein, als du denkst: Annehmen, was da ist ... Loslassen ... und sich sagen, es ist, wie es ist ...

Und während du dich auf das, was gut tut, konzentrieren kannst ..., können sich ganz nebenbei neue Sichtweisen ergeben.

... Ich möchte dich einladen, dir einfach dein Kind vorzustellen: ... und mehr und mehr auf das zu schauen, was da ist, was gut läuft, konzentrieren ..., mehr und mehr anzunehmen, was da ist ..., das Positive sehen ..., einfach loslassen ..., sich dabei Zeit lassen ..., so sein lassen ..., akzeptieren und das Beste daraus machen ... Du kannst genau schauen, was wohl das eigene Kind und das Kind in dir brauchen könnte ..., was ihr gemeinsam, aber auch jeder für sich ganz konkret machen könnte, um zufrieden zu sein ..., vorwärtszukommen ...

Trance: Zuversicht entwickeln

Ich weiß nicht, ob das auf dich gerade zutrifft: ... Es kann manchmal Zeiten geben, in denen du dich erschöpft fühlst ..., egal welches Thema dich gerade beschäftigt *(aktuelles Thema eventuell einfügen)*. Während dein Bewusstsein damit beschäftigt ist ..., kannst du deinem Unbewussten erlauben, die Ressourcen zu sehen ... Du kannst hier und jetzt beginnen ..., Vertrauen ... in die eigenen Fähigkeiten entwickeln ... Ich möchte dich einladen, wieder Verbindung zu den eigenen Ressourcen aufzunehmen: Damit dieses intuitive Wissen, welches alle Lebewesen in sich tragen, ... sich ausbreiten kann ..., für ihre Nachkommen gut zu sorgen ... Es kann viel leichter sein, als du denkst ..., einfach anfangen: ... Momente des Mutes und der Zuversicht entwickeln ... Du kannst dich an Situationen erinnern, in denen es dir gelungen ist, deinem Kind eine Fertigkeit beizubringen, z. B. laufen zu lernen, alleine zu essen ..., und dieses Zutrauen ... kannst du weitergeben ... an dein Kind ..., mehr und mehr Vertrauen in die eigenen Fähigkeiten ... und mehr und mehr Gutes sich entwickeln lassen.

Trance: Metapher fürs Muttersein

Du kannst dir mehr und mehr gestatten, neben deinem bewussten Denken auch das unbewusste Denken mehr und mehr zu nutzen.

... Und jetzt möchte ich dich bitten, dir einen Baum vorzustellen: ... Es können Bilder auftauchen ... von einem Baum ... Vielleicht magst du an einen bestimmten Baum denken ... Vielleicht hat er einen kräftigen Stamm, ... ist fest verankert im Boden, ... mit kräftigen Wurzeln, der guten Halt geben kann, ...Schutz und Schatten spenden ... mit kräftigen Zweigen und ... saftigen grünen Blättern ... Er holt sich, was er braucht, ... sorgt gut für sich, ... passt sich gut an ... an extreme Wetterbedingungen: ... Mit den Jahreszeiten im Wandel leben ..., immer wieder diese große Bereitschaft für Veränderungen ... und dieses uralte Wissen ..., intuitiv gute Früchte wachsen zu lassen ..., sie gut zu versorgen mit allem, was sie brauchen ..., genau die richtige Dosierung ... Du kannst es genießen, die Kraft des Baumes zu spüren, ... dich auf die Ernte freuen ..., viel Geduld, ... um auch trockene Zeiten zu überstehen ... Es braucht Zeit und gute Pflege, um ernten zu können ..., und es kann so schön sein ... zu wissen, dass Gutes wachsen kann ...

Exduktion

Und du kannst einfach verweilen:

... Dich wohlfühlen ..., tief durchatmen, ... sodass sich die Bauchdecke heben und senken kann ..., vielleicht Gelassenheit spüren ..., die Zeit, die du brauchst, nehmen.

... Du kannst dir eine Treppe vorstellen: ... eine Treppe, welche dir gefällt ..., ein bestimmtes Material. Du kannst beginnen ..., die einzelnen Stufen hochzusteigen, vielleicht kannst du es hören ..., wie sich deine Schritte anhören: ... Schritte in die richtige Richtung ..., kraftvolle ..., sichere ..., mutige Schritte ..., wieder gut landen ... und mit jedem Schritt ... wacher und ausgeruhter ... wieder mehr und mehr ... ins Hier und Jetzt zurückkommen.

Getrennte Wege

Maria Schnell

Einführung

Diese Trance eignet sich für Ablösungsprozesse in familiären oder partnerschaftlichen Kontexten. Beispielhaft wird die Ablösung der Tochter von ihrer Mutter angeleitet. Hintergrund ist, dass Entwicklungen des eigenen Selbst bezogen auf wichtige Personen in der Herkunftsfamilie erfolgen. Diese prägenden Bindungen verändern sich im Verlauf des Lebens meist auf organische Weise, aber manchmal gerät der Anpassungsprozess ins Stocken oder wird blockiert. Dabei spielen Bedürftigkeiten der beteiligten Personen eine große Rolle. Auch bei der Ablösung von einem Partner kann die Trance hilfreich sein.

Voraussetzung für diese Trance ist, dass wesentliche Klärungen mit dem Beziehungspartner bzw. der Beziehungspartnerin bereits erfolgt sind, es also Auseinander- und Zusammensetzungen gegeben hat. Falls es noch wichtige Themen gibt, die es zu verstehen und zu besprechen gilt, so sollte dies vorher auf andere Weise geschehen.

Im Vordergrund stehen weniger aggressive Gefühle, z. B. Groll oder Rache, sondern der Wunsch nach Autonomie und Distanz. Mit der emotionalen Ablösung, dem Loslassen, klingen verschiedene Themen und Emotionen an, wie Freiheitsbedürfnis, aber auch Zukunftsangst und Gefühle von Sorge oder Schuld gegenüber der Bezugsperson. Es erfolgt eine Orientierung auf Selbstverantwortung statt Verantwortung für andere, und zugleich wird zu einer Haltung von Vertrauen gegenüber den Potenzialen der anderen ermutigt. Damit umfasst die Trance einen Versöhnungsprozess mit allem, was war.

Im Zentrum steht die Erfahrung der tatsächlichen Getrenntheit der Lebensräume durch die Symbolisierung getrennter Lebenswege. Diese symbolische Trennung kann ein Erleben von Trennungsschmerz verstärken sowie den Schmerz, der anderen Person nicht helfen zu können, sie allein lassen zu müssen, aktualisieren.

Rituale und Abmachungen begleiten und erleichtern den Veränderungsprozess. Letztendlich ermöglicht dieses Vorgehen auch ein Loslassen alter Verhalts- und Denkmuster und orientiert auf das zukünftige eigene Leben.

Da Trennungen und Ablösungen in der Regel komplexe Veränderungen bedeuten, kann es hilfreich sein, diese Trance mehrmals zu wiederholen, jeweils mit dem Fokus auf das aktuelle Erleben.

Bitte beim Vorlesen *kursiv Gedrucktes* betonen.

Induktion

Zu Beginn etwas Wichtiges: Dies ist *deine eigene Trance.* ... *Du gestaltest* deinen inneren Erfahrungsraum, wählst aus den Angeboten das *für dich im Moment passende* aus und lässt alles andere vorbeiziehen. ... *Du kannst bei dem dir wichtigen Erleben verweilen und Unwichtiges überhören.* ... Du kannst die Übung jederzeit unterbrechen und zu einem späteren Zeitpunkt fortsetzen.

Sich nach innen orientieren ist für die meisten Menschen etwas sehr Angenehmes. Vielleicht zuvor noch achtsam den Raum um dich wahrnehmen, ... Farben, ... Formen, ... bevor du die Augen schließt. ... Vertraute Geräusche, ... Gerüche, ...

um die Aufmerksamkeit dann auf deinen Körper zu lenken.

Der Atem kommt und geht, ein Rhythmus, auf den du dich verlassen kannst. ... Auch die Gedanken kommen und gehen, während du auf deine ganz eigene Weise *immer mehr nach innen* und zu dir gelangst. ... Wie ein Stein, der seinen Platz findet auf dem Grunde des Sees, und niemand weiß, was in ihm vorgeht, niemand weiß, was die eingesponnene Raupe heimlich träumt.

Loslassen, *dem eigenen Prozess vertrauen,* ... geschehen lassen, dich in die *Obhut deines Körpers* begeben.

Und ich frage mich, wenn du die Erlaubnis gibst, dass alle Unruhe, alle Spannung nach außen abfließen darf, wo dieses *Wohlgefühl in dir sich zu entwickeln beginnt?*

Woran du diesen Zustand erkennst, *tief bei dir* anzukommen?

Vielleicht hörst du deine innere Stimme freundlich sagen: »*Du bist wichtig! Du bist das Wichtigste, das du hast!*«

Trance

Ein Teil von dir möchte vielleicht, wo auch immer, verweilen, während ich einen anderen Teil einlade, dir *deinen Lebensweg vorzustellen.* ...

Lass ein Bild entstehen, *von ganz alleine*, ein Weg in einer Landschaft ... Du brauchst nichts tun, einfach neugierig sein, welche Landschaft sich vor deinem inneren Auge von selbst auftut. ... Schau dich um. ... Du siehst Farben, Formen. Lass den Blick schweifen bis zum Horizont. ... Vielleicht Nebel oder Sonne. ... Wie ist das Licht? ... Die Temperatur?

Gibt es Bäume, Pflanzen oder ist es karg? ... Ein Berg vor dir? Eine weite Landschaft? Ein Plateau?

Und was hörst du in dieser Landschaft? ... Naturgeräusche, eine Form der Stille?

Wie riecht die Luft? Nach Weite, nach Stein, nach Grün?

Wenn du einmal nachspürst, gibt es einen Bewegungsimpuls in dir? Etwas, das du tun möchtest?

Und wie geht es dir dort? Wie ist es, an diesem Ort zu sein?

Etwas in dir beginnt neugierig zu werden auf diesen Lebensweg durch die Landschaft. Wie sieht der Weg aus? Gerade oder steil, abschüssig, schmal oder breit? ... Ist er leicht zu gehen?

Vielleicht magst du dich umdrehen und zurückschauen, ... *wohlwollend und mit Distanz wahrnehmen*, welche Wegstrecke zurückgelegt ist, welche Landschaften hinter dir liegen. ... Dich dafür interessieren, *was alles du in der Vergangenheit bewältigt hast, was dir vom Schicksal geschenkt wurde und welche Kompetenzen du erwerben konntest*, ... So als würden die Reichtümer deines bisherigen Lebens wie Blumen am Wegesrand blühen.

Und dann den Blick neugierig nach vorne richten, in die Zukunft schauen ... Kannst du sehen, wo der Weg hinführt? ... Gibt es einen Platz, eine Etappe in der Landschaft vor dir, die du erreichen möchtest? *Wohin wünschst du dir zu kommen?* ... Führt es dich nach oben auf den Berg oder zum Meer? Oder zu einer Lichtung, einem Platz, wo es sich ausruhen lässt, einer Oase?

Nimm dir einen Augenblick Zeit, um *dich auf eine gute Weise zu orientieren und ganz bei dir selbst anzukommen*. ... Innehalten und alles wahrnehmen, was dazugehört, mitten auf diesem deinem Weg zu stehen, das Bewusstsein für das, was hinter dir liegt, und für das, was du dir in der Zukunft wünschst.

Sicher stehen, als würden die Füße verwurzeln. ... Den Körper wahrnehmen, kann bedeuten, sich für die Grenze deines Körpers zu interessieren, für die Haut, den Raum um dich herum, ... auch für das Volumen, das dein Körper einnimmt.

Und wenn dein Selbst, dein Ich in deinem Körper Gestalt annehmen würde, z. B. ein Licht in dir, eine Quelle oder eine Blume, – was entsteht vor deinem inneren Auge?

Trau dich zu leuchten! Das Licht darf sich ausbreiten, die Quelle strömen, die Blume erblühen! ... Und ich frage mich, auf welche Weise es für dich deutlich wird, was dich im Moment ausmacht? Wer du geworden bist, mit deinen Gefühlen, deinen Werten, deinen Interessen, deinen Erkenntnissen?

Wenn es für dich passt, kannst du dich niederlassen auf deinem Weg und auch dort die Augen schließen.

Und jetzt möchte ich dich einladen, an deine Mutter zu denken. ... Sie von Ferne sehen, mit genügend Distanz, und weiter *in diesem Wohlgefühl ruhen.*

Auch deine Mutter ist unterwegs auf ihrem Lebensweg, der sich von deinem unterscheidet. ... In was für einer Landschaft bewegt sich deine Mutter? ... Wie gestaltet sich ihr Lebensweg in dieser Landschaft?

Nimm dir Zeit, *von Weitem* alle wichtigen Details *von allein* deutlich werden zu lassen, ... Farben, ... Formen, ... Licht.

Ganz von selbst wird das Bild immer klarer, Einzelheiten ihrer Lebenslandschaft, des Weges darin.

Welche Wegstrecken hat sie hinter sich gebracht? Was liegt vor ihr? Und wo genau steht sie jetzt?

Nimm auch wahr, wie sie auf dich wirkt? Was löst sie bei dir aus? Welche vielleicht vertrauten Gefühle und Handlungsimpulse? ... Halte dabei einen guten Abstand und bleibe bei dir auf deinem Weg.

Indem du deine Mutter von Weitem siehst, kannst du dich erinnern an Begegnungen mit ihr. ... Schönes und Schwieriges, Leichtes und Schweres. ... *Es gibt gute Gründe, warum du jetzt an dem Punkt bist, Distanz zu suchen.* ... Vielleicht deine vergeblichen Versuche, sie auf eine bestimmte Weise zu erreichen, ... ein Verlust an Gemeinsamkeit, Nähe, Geborgenheit. ... Oder sich im Kreis drehende Auseinandersetzungen, zermürbende innere und äußere Konflikte. ... Erfolgloses Bemühen; irgendetwas hat stagniert ...; verschlossene Türen.

Jedenfalls ist der *deutliche Impuls spürbar, sich auf eine bestimmte Weise von ihr zu verabschieden.* ... Innehalten und nachspüren dürfen, als gäbe es in dir eine *Beobachterin, die alles Wichtige versteht.* ... Ist es das Bewusstsein, etwas Essenzielles von ihr niemals bekommen zu können? ... Der Schmerz über das erfolglose Bemühen, sie glücklich zu machen? ... Schuld, selbst davongekommen und frei zu sein? ... Wut und Ärger, ... vielleicht einfach nur Gleichmut und Mitgefühl?

Wie oft hattest du dich in der Vergangenheit um diese Beziehung bemüht, warst immer wieder von deinem Weg abgekommen, nur um zu erkennen, dass deine Mutter auf ihrem Weg und in ihren Mustern verharrt?

Wenn du die Perspektive erweiterst und deinen Blick über den ganzen Lebensweg deiner Mutter schweifen lässt, vielleicht erkennst du deutlicher, wo sie herkommt, stellst Verbindungen her zu ihrer Geschichte und ihrer Gewordenheit.

Und wer weiß, welche Lebensaufgaben und Themen *ihr das Schicksal bereitet hat,* die für dich kaum nachvollziehbar sind?

Falls es deiner Mutter nicht gut geht auf diesem Weg, erinnere dich, welche Chancen sie ausgeschlagen, welche Hilfsangebote sie nicht angenommen hat. ... Doch gleichzeitig vergegenwärtige dir auch, *welche Erfolge sie erlangt hat,* welche Blumen am Rande ihres Weges blühen.

Kannst du *sie akzeptieren,* wie auch immer sie ist und welche Entscheidungen auch immer sie getroffen hat? Tief in dir diese Gewissheit: *Nur deine Mutter selbst kann ihren Lebensweg gestalten*! ... Und wahrscheinlich hat sie den besten ihr möglichen Weg gewählt. ... Deine innere Stimme hören, die ihr gleichsam die Erlaubnis gibt: *Du darfst so sein, wie du bist*!

Was auch immer es ist, das dich auf eine aktuell unpassende Weise an sie bindet, eine Last, die du für sie getragen hast, ... wie wäre es, wenn du dies in eine Kiste packen und ihr schicken könntest?

Und sie braucht nichts zu tun damit, es reicht, wenn es einen Platz hat, dort bei ihr, wo es herkommt und hingehört ... Vielleicht mit den an deine Mutter gerichteten Worten: »*Ich habe diese Last für dich getragen und nun gebe ich sie dir zurück!*«

Und: »Ich bin immer wieder gemeinsam mit dir gegangen und jetzt gehe ich meinen eigenen Weg!«

Und bevor du dich abwendest, möchte ich dich einladen, dir die Stärken deiner Mutter zu vergegenwärtigen, ihr Wissen, ihre Kompetenzen und Potenziale. ... *Du kannst vertrauen, dass sie ihren Weg auf die ihr bestmögliche Weise fortsetzen wird.*

Die Verbindung zu deiner Mutter kann wie eine energetische Bindung vorgestellt werden, vielleicht wie ein Licht oder ein Band, welches von dir zu ihr und umgekehrt verläuft ... und sich jetzt löst, an Spannkraft verliert, schwächer wird. ... Ein Schiff, das sich langsam von der Insel entfernt, sodass diese immer kleiner und kleiner wird.

Indem du wieder *ganz bei dir in deiner Lebenslandschaft ankommst und den Blick nach vorn in die Zukunft richtest*, wirst du dir dankbar gewahr über alles Wichtige, das du von ihr und ihrer Herkunftsfamilie bekommen und gelernt hast. ... Erleichterung über die Erlaubnis, jetzt deinen eigenen Bedürfnissen und Grenzen zu folgen. ... Frei sein, den Weg in die Zukunft zu gestalten. ... Freude, den eigenen Impulsen nachzugehen, deinem Selbstverständnis Raum zu geben.

Zu wem wirst du werden? Welche Selbstanteile wirst du jetzt entwickeln? Welchen Menschen wirst du begegnen wollen? Welche neuen Bindungen eingehen?

Exduktion

Und diese vielfältigen Prozesse wirken innerlich weiter, ... werden fortgeführt,

sodass du dich jetzt verabschieden kannst von wo immer du bist ... und wieder ganz zurückkehrst, mit allen Teilen deiner Person.

»Nicht so wie meine Mutter ...« – Eine Trance zur Abgrenzung und Versöhnung mit dem Bild der Mutter

Hiltrud Bierbaum-Luttermann

Einführung

Diese Trance habe ich in der Arbeit mit Siegfried Mrochen kennengelernt, der sie häufiger in Familientrancen nutzte, wenn z. B. Mutter und Tochter anwesend waren. Dann bezog er beide Anwesenden ein und jede hatte ihre eigenen Bilder. Das Vorgehen eignet sich, wenn entweder eine sehr starke, eventuell einschränkende und determinierende Mutter-Tochter-Projektion vorhanden ist oder die Angst, »so wie die Mutter zu werden«, eigene Entwicklungsschritte blockiert, aber auch um einen Weg zu finden, Ressourcen, die verbinden, aufzuspüren. Oft habe ich sie auch angewandt, wenn die Mutter als psychisch labil oder krank geschildert wurde und die Frauen oder Mädchen befürchteten, ebenso zu werden. Ich habe viele Variationen dieser Trance inzwischen durchgeführt (nicht nur mit Frauen) und immer wieder neue Anregungen erhalten durch das, was während der Trancen mit den Menschen passiert und was sie hinzufügen, sodass der folgende Text einen Ausschnitt dieser Erfahrungen darstellt. Im »Tranceteil« werden immer wieder Induktionen eingestreut, die den Prozess begleiten und vertiefen.

Konkret stellt der Text das etwas veränderte Transskript einer Trancearbeit mit einer jungen Frau dar, die starke Angst vor Weiblichkeit und Schwangerschaft entwickelt hatte, da das Bild ihrer Mutter diesbezüglich sehr negativ besetzt war.

Durch die Wahrnehmung der Bilder fand die Frau dann zu ihrem eigenen Bild und konnte sich aus der negativen Identifikation lösen.

Induktion

Diese Trance kannst du mit offenen oder geschlossenen Augen machen, ganz wie es für dich passt. Wenn du mit offenen Augen arbeiten möchtest, dann such dir eine Wandfläche oder eine neutrale Fläche gegenüber, sodass dein Blick frei und ungestört ist. Besser ist aber, wenn man die Augen schließt, es ist auch nicht nötig, irgendetwas von außen zu sehen, da es um innere Bilder geht, die entstehen. Finde auf deine Weise in einen Ruhe- oder Trancezustand. Oder lass dich leiten von meinen Worten ... Mit dem Einatmen kannst du die Augen in Richtung Decke, nach oben rollen lassen, mit dem Ausatmen wandern die Augen langsam wieder bis etwa zur Mitte, so als ob du den Horizont siehst ... Das Ganze zwei-, dreimal wiederholen und dann mit dem Ausatmen jedes Mal ein bisschen mehr Gewicht an deinen Stuhl abgeben ..., sodass du dich tragen lässt von deinem Stuhl ... Der Stuhl steht auf der Erde ..., deine Füße sind am Boden und die Hände kannst du in den Schoß legen und selber ausprobieren, ob es interessanter für dich ist, sie mit den Handflächen nach oben oder nach unten zu halten ...

Trance

Dann lässt du vor deinem inneren Auge zwei Bilderrahmen entstehen ... in einem Abstand, der für dich stimmig ist, ... mit einer Umrahmung, die gerade so entsteht und die sich vielleicht im Laufe des Prozesses auch verändern kann ..., so groß, dass du sie gut anschauen kannst ...

In dem einen Rahmen ist ein Bild deiner Mutter ..., Ich weiß nicht, ob du dafür das rechte oder das linke Bild nimmst ..., und in dem anderen bist du so alt, wie du jetzt bist, und auch deine Mutter ist auf dem Bild so alt, wie du jetzt im Moment bist. Wenn du möchtest, kannst du auch eine andere Altersphase nehmen ..., wichtig ist nur, dass ihr beiden genau gleich alt seid, du auf dem einen Bild und deine Mutter auf dem anderen.

Du kannst nun beginnen, die Bilder genauer zu betrachten, was ist im Hintergrund des Bildes deiner Mutter zu sehen ..., ist es farbig oder schwarz-weiß ..., in welcher Haltung ist sie abgebildet ..., in welcher Zeit ist deine Mutter geboren? Und als sie so alt war, wie du jetzt oder auf deinem Bild bist: ... Was ist im Hintergrund? Wie ist die Kleidung ...? Und dann wechselst du mit deiner Aufmerksamkeit zu dem anderen Bild ..., dem Bild, was dich zeigt ..., jetzt, so wie du im Moment aussiehst, welcher Haltung bist du da zu sehen? ... Welche Kleidung hast du an? Achte auf die Unterschiede: Was ist anders auf dem Bild, das deine Mutter zeigt, und auf dem Bild, was dich zeigt ...? Beide im gleichen Alter ... und auch bei dir auf deinem Bild schaust du einen Moment auf den Hintergrund ...: Was ist da zu sehen ...? Vielleicht eine Landschaft ..., ein Gebäude ..., ein Raum ...? Und dann wechselst du noch mal zu dem Bild deiner Mutter ..., schaust, ob sie allein ist auf dem Foto oder ob es dort weitere Menschen gibt ..., wie die zu ihr stehen. Oder ist sie eher allein? Und wie ist das Verhältnis – wenn sie nicht alleine auf dem Bild ist – zu den Personen, der Person, vielleicht auch einem Tier ...? Was auch immer dort auftaucht ..., und dann gehst du wieder zu deinem Bild mit der Aufmerksamkeit und schaust auch da, gibt es jemanden oder mehrere Personen, die dort bei dir stehen oder auftauchen, wenn du es erlaubst ... Nimm auch hier wahr, wie du und diese Personen zueinander stehen oder sich bewegen, und dann registriere immer wieder die Unterschiede zwischen dem Bild deiner Mutter und deinem ... und wenn es für dich interessant ist, dann kannst du jetzt auch auf die Gemeinsamkeiten fokussieren ... Gibt es auch Dinge, die sich ähneln ... auf dem rechten und dem linken Bild? Und wie stehst du zu diesen Ähnlichkeiten ..., kannst du sie liebevoll betrachten und annehmen ..., akzeptieren, einfach wahrnehmen und zulassen ...? Und dann kannst du wieder auf die Unterschiede fokussieren ..., auf das, was euch auf diesen Bildern unterscheidet, welche Geschichte im Hintergrund ist, welche Familiengeschichte deine Mutter hat ... und du hast, wie es in der Schule war ..., wie die Kultur ... und die politische Situation war bei deiner Mutter und dann bei dir ... Und vielleicht kannst du für einen Moment erschließen, welche Wirkung dieses Umfeld hatte ..., wie die Welt war, als deine Mutter in deinem Alter war ..., welche Wirkung ..., welche Konsequenzen das für die Entwicklung, das Dasein deiner Mutter hatte, und dann wechselst du wieder zu deinem eigenen Bild und erweiterst den Rahmen auf das, was dein Leben im Moment beeinflusst und ausmacht, deine Umgebung, deine Aktivitäten, deine Möglichkeiten und vielleicht auch Grenzen, und wieder kannst du auf deine Weise vergleichen ... oder die Unterschiede wahrnehmen ... des Bildes im Rahmen deiner Mutter und des Bildes in dem Rahmen, der deinen Lebensraum umrahmt ..., und du kannst dann, wenn es für dich passt, vielleicht auch damit experimentieren, was passiert, wenn die eine Person, die deine Mutter darstellt auf dem Bild, dich in diesem Alter und auf diesem Bild anschaut, betrachtet, und vielleicht könnte sie dieses Anderssein und Ähnlichsein ..., ähnlich und doch verschieden sein, wohlwollend annehmen und lassen ... sein lassen ... Manchmal ist es interessant, noch einmal darauf zu achten, welchen Rahmen das Bild, das deiner Mutter und deines, jetzt hat, und vielleicht kannst du damit experimentieren, was sich verändert, wenn du den Rahmen änderst ... Und dann ist es gut, für diese Bilder einen Platz zu finden, der gut für dich ist und gut für die Bilder ist, vielleicht möchtest du das Bild offen haben, ... das Bild deiner Mutter, oder auch verdecken oder einpacken und ebenso ist es mit deinem Bild ..., ganz offen lassen, an einen Platz hängen oder stellen, der passt ...

Exduktion

Und schließe dann diese Trance für dich ab ... Du kannst sie auf deine Weise, so wie du das am angenehmsten findest, beenden ... Richte deine Aufmerksamkeit auf deinen Kontakt mit dem Stuhl ..., spüre wieder deine Füße am Boden, öffne mit dem Einatmen langsam die Augen, und vielleicht hast du Lust, dich zu recken und zu strecken, dir die Augen zu reiben und dann wieder ganz wach und aufmerksam in deinen Raum zurückzukommen.

Wenn du diese Arbeit noch etwas fortführen oder variieren möchtest, kannst du folgende Induktionen und die entsprechenden Tranceprozesse hinzunehmen:

1) Induktion

Du kannst, wenn du das Bild deiner Mutter in ihrem Umfeld wahrnimmst, etwas hinzufügen, was deiner Mutter eventuell gefehlt hat und was sie gebraucht hätte, um sich zu entfalten, und wieder beobachten, was sich verändert, wenn das in diesem Bild wirksam wird ... Und was dann, wenn du wieder auf dein Bild schaust, sich vielleicht auch dort beginnt zu verändern in der Begegnung mit der Veränderung des Bildes deiner Mutter ... Lass diesen Prozess, wenn er interessant oder hilfreich ist, einfach weiter geschehen und wirken, bis du weißt, dass du dich verabschieden möchtest, um wieder in deinen Raum im Hier und Jetzt zu sein ...

2) Induktion

Du kannst eine sehr interessante Erfahrung machen, wenn du es dir erlauben möchtest und dich sicher fühlst, die beiden Bilder zu »überblenden«, so als ob sie übereinander liegen, ..., sich verbinden, ... und dann beobachte wieder, was passiert, wenn du das geschehen lässt: Spürst du dich selbst dadurch intensiver ... oder weniger deutlich? Macht es dich klarer oder eher unsicher? ... Beobachte und erlebe den

Prozess wertfrei und offen, neugierig, wenn es geht ..., diese Metamorphose ...

Und schließe die Trance für dich ab, wenn du spürst, dass es in Ordnung ist ...

Dornröschens Erwachen

Anna Kaiser

Einführung

In den traditionellen Märchen der westlichen Welt finden sich weiterhin Konzepte von weiblicher Hilflosigkeit und die Annahme, von anderen Unterstützung erhalten oder gar Rettung erfahren zu müssen. Zwar wurde 2009 die Geschichte des Froschkönigs von Disney im Film *Küss den Frosch* wieder aufgenommen und in einem etwas anderen Kontext dargestellt, jedoch zeigt sich hier die Lösung unter anderem darin, dass, im Sinne der weiblichen Emanzipation in der modernen westlichen Gesellschaft, die weibliche Hauptfigur schlichtweg auch zum Frosch mutiert. Der Erlösungsvorgang in der Originalversion des Froschkönigs hat hingegen etwas ausgesprochen Brutales. Dornröschen hingegen erwacht zwar durchaus sanfter durch den Kuss des Prinzen, muss zuvor aber 100 Jahre auf den »richtigen« Prinzen warten, der sich für sie erfolgreich durch die Dornenhecke schlägt. Auch heute begegnen mir in der täglichen Praxis immer wieder Frauen jeder Altersgruppe und sexuellen Orientierung, die nahezu fixiert darauf sind, den vermeintlich »richtigen Prinzen« zu finden oder neu von ihm gefunden zu werden. Zunehmend häufig verlieren sie sich hierbei, teilweise im Ausmaß einer Verhaltenssucht, in digitalen Welten. Andere wiederum vermeiden um jeden Preis Konflikte, ordnen sich und ihre Bedürfnisse unter und verbleiben, schemabedingt noch häufig genug, in dysfunktionalen Beziehungen, z. B. aus »Angst vor dem Alleinsein« oder auch Angst vor dem angenommenen »Makel« bzw. vermeintlichen »Versagen«, Single zu sein.

Die Trance soll den Blickwinkel der Klientinnen für ihre Ressourcen und Möglichkeiten erweitern und ihre Aufmerksamkeit anregen, neue Sichtweisen zu entdecken und hierbei ihre autonomen Fähigkeiten aus dem Dornröschenschlaf zu erwecken und wahrnehmbar werden zu lassen.

Induktion

... während es einiges zu verarbeiten gibt ..., manches vielleicht, das du zeitweilig lieber etwas weniger gern wahrnimmst, und manches ... so möglicherweise ebenso genau in diesem Moment, das gar nicht bewusst werden muss, damit es auf gelingende und leichte Art verarbeitet wird …, denn unsere Psyche ist ja … auf so wunderbare Weise fähig …, Erfahrungen auch auf unbewusster Ebene zu verarbeiten … und zugleich …, auf unbewusster Ebene … können sich bereits recht früh erste Ideen … für mögliche Lösungen entwickeln, ohne dass zu sehr nach diesen verlangt werden muss oder man gar danach drängt … So wirken wir nun beide darauf hin, aus dem Unbewussten zu schöpfen …

Trance

… während die Zeit zeitlos wird und alles wie selbstverständlich weiter geschieht, erinnerst du dich wie von selbst an das eine oder andere … So erinnern wir uns wohl alle an das Märchen von Dornröschen[13], … diesem lang ersehnten Kind seiner Eltern … denn vor langer, wirklich, wirklich langer Zeit waren da eine Königin und ein König, die wünschten sich so sehr ein Kind und sprachen Tag um Tag: »Ach, wie schön wäre es nur, wenn wir doch ein Kind hätten.« … und so trug es sich endlich zu, als die Königin am Brunnen saß, dass tatsächlich ein Frosch zu ihr sprach: »Dein Wunsch wird dir erfüllt werden, noch ehe ein Jahr vergeht.« … und so geschah es … und die Königin gebar ein Mädchen und die Freude war grenzenlos, sodass der König ein großes Fest ihr zu Ehren gab … Ja, das wissen wir, wie wir auch von den Feen wissen …, 13 an der Zahl …, wie wir so vieles wissen … wie von dem tiefen, dem 100-jährigen Schlaf, … so tief, dass er den ganzen Hofstaat mit erfasste …

… doch bevor Dornröschen sich unbedarft, … neugierig, wie dies nur sichere Kinder tun …, an der Spindel stach – … und woher hätte es dies besser wissen sollen, denn es gab ja keine Spindeln mehr im Land, woran also diese Gefahr erkennen? … also vor alledem … wuchs Dornröschen glücklich und auf diese Weise – eine ganz besonders geschützte, geborgene und wohlwollende Weise – durch die besorgten Eltern auf …, wuchs auf in dem tiefen und tragenden Wissen, geliebt zu werden, liebenswert zu sein, schön, wie es so war, klug, fröhlich …, einfach immer die beste Version seiner selbst … ganz ohne irgendeine Not, sich beständig optimieren zu müssen …, gesegnet mit guten Eigenschaften, die durchaus auch andere anziehen, jedoch ohne dass es sich je darum groß bemüht hätte …, schlicht aus seiner selbst,

13 Frei nacherzählt.

ersehnt, wertvoll und wichtig und mehr als gut genug ..., ge- und beschützt, genährt und geborgen, gut versorgt ...

So 100 %, wie nur die Liebe von Eltern zu Kindern sein kann, wenn es denn gelingt ... Eventuell hattest du ebenfalls so nährende, wohlwollende und fürsorgliche Bezugspersonen ... und falls nicht, stelle es dir nun einmal vor ... stelle dir vor ... und erlaube dir so wahrzunehmen, wie genau es sich anfühlt, durch den wunderbaren grünen Garten zu wandeln ..., einer erfrischenden Oase gleich nahe der sicheren Burg, an der die noch jungen und zarten Rosen ranken ... Vielleicht kannst du sie bereits riechen – während du verweilst und dort die freien Vögel singen ... Lass es doch einmal anklingen, dieses Lied des freien Vogels ..., der ebenso wunderbar geschützt ist in seinem Nest ... Welch weicher Unterschlupf, bedingungslos und zuverlässig, und da ist alles, was du brauchst ... Geborgenheit, Trost und Schutz ... Vertrauen und innere Stärke ..., so wächst Dornröschen heran ... und weiß noch nichts von 100 Jahren Schlaf ..., aber träumt sie nicht bereits? ... vielleicht davon, wie genau sie sich als heranreifende Frau selbst erfinden will, sucht eventuell im Inneren bereits nach *ihren* ... eigenen ...Wünschen und Bedürfnissen, ... ist beschäftigt mit ihren ganz persönlichen und ursprünglichen Sehnsüchten ... Möglicherweise weiß sie auch von den anderen Grimm-Prinzessinnen ... Schneewittchen, Aschenputtel und Rapunzel ... Keiner ist es ja viel besser ergangen ..., aber wer weiß, welche Kompromisse noch ganz andere machen, damit es scheinbar gelingt ...,

welche Sehnsüchte und Bedürfnisse viel zu lange noch zurückgestellt, Kompromisse erlaubt oder Konflikte einfach verboten wurden ...,

Spielchen gespielt ...,

und sie sinnt weiter, sinnt, was sie wohl will, jenseits des Happy Ends durch den Kuss, welcher Erlösung versprechen soll. ... denn was, wenn er einfach nicht käme? ... Ist es der Kuss, ... oder wann genau ist die Zeit reif? Wann und wodurch ist Dornröschen endlich bereit?

Denn sie will ja erwachen ...

Und wie gut auch, ... dass manches sich nicht vorschnell erfüllt, ... und während du wahrnimmst, wie sich hier eventuell ebenso deine Gedanken und Gefühle langsam, aber mehr und mehr entwickeln, darfst du dir beständig mehr erlauben, anwachsend zu erfassen, was du im Kontakt mit dir *wirklich* willst ...

... denn letztlich ist dies alles vor langer, langer Zeit geschehen ... und was genau würden Feen heute wünschen ...?

... was genau wäre da heute, in unserer Zeit, nach mehr als 100 Jahren, wichtig, wertvoll und wohltuend, haben wir etwa ebenfalls geschlafen? Tust du es noch? ... aber sicher kennst du bereits die anderen Geschichten ... von Pippi Langstrumpf und auch Ronja Räubertochter, die ihren ganz eigenen Weg gehen, aber was ist dann da mit der Weiblichkeit? ... was genau ... würden heute wohl die Feen Dornröschen ..., aus dem eine junge, starke, neugierige und selbstbewusste Frau aufwachsen will, wünschen ...

... wenn sie denn schließlich an ihre Wiege treten? Ganz sicher wünscht ihr die eine einen brillanten Verstand, während sie auf das entzückende Kind in seinem Nestchen blickt, ... und während du sie betrachtest ..., konkreter und konkreter ..., die guten Feen in ihrer Unterschiedlichkeit ... vor deinem inneren Auge ..., diese würdevollen, weisen und unabhängigen, schönen Frauen, jede auf ihre Weise ...

Da mag ihr dann eine dazu überlegte Neugierde und interessierte Wissbegierigkeit wünschen ..., höre ihre wohlwollende und liebevolle Stimme während dieses Wunsches ..., eine andere ... sieh' nur ihr Gewand ... und vielleicht spürst du sogar die leichte Berührung, wenn sie den guten Wunsch endlich ausspricht; ...

... ich wünsche dir Gelassenheit ... und das Wissen, dass alles seine Zeit hat ...

Und wie genau ist diese Fee gekleidet, die ihr wahre Einmaligkeit wünscht? ... eine andere mag ihr schließlich noch Weisheit in die Wiege legen ..., eine andere wieder mag Patin stehen für die Kunst, die richtigen Entscheidungen zu treffen, auch wenn diese möglicherweise manchmal schmerzhaft sind ..., und so, genau so ... wird es zuverlässig, im Vertrauen auf sich selbst, kräftigend und endlich gut ... Fühle nun, wie du, dein Körper, dein Sein auf den guten Wunsch der nächsten Fee reagiert: ... ich wünsche dir Entschlossenheit und Mut ...

Wie fühlt es sich an, wenn nun alle bisherigen guten Wünsche in dich hineinströmen und durch deinen Körper fließen, sich ausbreiten dürfen?

... atme ebenso den nächsten Wunsch, die Fähigkeit, deine Meinung durchsetzungsstark zu vertreten ..., tief in dich hinein, um ihn beim

Ausatmen in die Welt geben zu können ... Nimm dir hierfür ruhig noch eine Weile Zeit.

... Dann darf die Selbstständigkeit, den eigenen Lebensunterhalt selbst zu finanzieren, natürlich nicht mehr fehlen,

nicht, ein lebhaftes, dynamisches und temperamentvolles Wesen zu besitzen, ein lustvolles Leben zu führen und tollen Sex zu genießen, ...

und nicht zuletzt Wohlwollen, um mit den eigenen Schwächen nachsichtig umgehen zu können ...,

und last, but not least, nicht nur für den Fall, dass das Geschirr immer noch nicht reicht und wieder eine Kränkung ausgeglichen werden muss ...,

ganz, ganz viel Humor ...

Neben guten Freundinnen, falls es gilt, noch einmal 100 Jahre zu warten, weil sonst die Kompromisse einfach doch zu groß wären ... Und wann immer du es möchtest, es dir richtig, wichtig oder vielleicht auch einfach nur wohltuend erscheint, kannst du wiederum Kontakt aufnehmen ... zu deinen Feen mit ihren wirklich, wirklich, wirklich guten und hilfreichen Wünschen ...

Exduktion

Mit einigen guten und neuen Ideen schärfe nun wieder deine Sinne für diesen Moment, für diesen Raum, komm im eigenen Tempo, allmählich, wieder in das Hier und Jetzt des heutigen Tages, bringe etwas Bewegung in Arme und Beine und nimm einen tiefen Atemzug, um zurückzukehren, spüre dich bewusst, ausgeruht und erfrischt, voller Neugierde auf alles das, was sich eventuell möglicherweise bereits verändert hat, wenn du dich wieder hier im Raum re- und neu orientierst ... Jetzt! Willkommen zurück!

Single sein – glücklich und zufrieden

Kathrin Stephan

Einführung

Diese Trance dient dazu, den Selbstwert und die Lebenszufriedenheit von Singles zu stärken, um den Blickwinkel für die Vorteile des Singleseins zu eröffnen und den eignen Lebensweg in der Selbstentfaltung zu optimieren.

Die Trance ist dann passend, wenn es wieder darum gehen kann, nach vorne zu schauen und Altes loszulassen.

Beim Vorlesen eignet sich ab dem zweiten Abschnitt eine Sprachmelodie, die vor der Pause (»…«) die Stimmlage, ähnlich einer Frage, etwas hebt.

Das Wort »Partner« kann jederzeit durch »Partnerin« ersetzt werden.

Induktion

Ich möchte dich gern einladen, es dir so bequem wie möglich zu machen, ob im Sitzen oder Liegen, … und den Kontakt zum Boden oder Untergrund zu spüren … und dabei ruhig ein- … und entspannt wieder ausatmest … und mit jedem Atemzug mehr und mehr entspannen, … und du dich dabei immer mehr in dich hineinatmest, dir deine eigene Zeit nimmst … und dabei bei dir selber ankommst, … dein Blick weicher wird und weit … und du dich selber sehen kannst, im Spiegel der Wertschätzung … mit deinem inneren Auge zu sehen beginnst, … dem erweiterten Blick …, und gleichzeitig mit diesem liebevollen Blick … intuitiv … in dein Bewusstsein klar aufsteigen lässt, deine eigenen Stärken, Fähigkeiten, wertvollen Charaktereigenschaften und was du schon alles gemeistert … und was dich stark gemacht hat … Und dabei gespannt sein darfst, immer wieder Neues zu entdecken.

Trance[14]

Und während dein Bewusstes all diese Worte hört, dein Unbewusstes bereits eintaucht in neue Erkenntnisse und gleichzeitig dein Bewuss-

14 In die Trance sind v. a. das Gedankengut von Bettina-Suvi Rode und Unterlagen von Bernhard Trenkle eingeflossen.

tes vielleicht noch an alten Annahmen hängt, dass Paare glücklicher ... und dass alle Paare gemeinsam alt werden ..., während das Unbewusste bereits weiß, dass am Ende meistens einer alleine übrig bleibt, sich nur noch halb verantwortlich gefühlt, in manchen Fähigkeiten hilflos, und Kompetenzen nicht weiterentwickelt wurden ..., und man glaubt, dass Leben nur noch zusammen möglich ist ... Und viele Wege gemeinsam gegangen werden können und doch gleichzeitig jeder gezwungen ist, die eigenen Schritte für sich allein zu tun. ... Während Singles ... schon immer für alles alleine verantwortlich ..., in allen Bereichen kompetent ... und Freundschaften schon immer wichtig waren und gepflegt ...

Und während wir Menschen einerseits Bindung ..., andererseits das Bedürfnis nach Freiheit haben und im Singlesein Freiheit ..., in Beziehung Bindung ..., gebundene Freiheit, ... befreite Bindung ... Und wird Bindung immer wertvoll erlebt? ... Bindung ohne Passung ... Und du als Single, vieles nicht erleben musst ... und auch Probleme nicht teilen musst, die man alleine nicht hat ... (Und manchmal vielleicht auch ein Albtraum, gemeinsam alt zu werden?)

Und du, in deiner Freiheit ..., deinen Weg ..., die ersten Schritte schon gemacht. Allein entscheiden dürfen ..., sein dürfen ..., sein, aus deiner Mitte, ... und vielleicht jetzt, zum ersten Mal ... Und den inneren Drang nach neuen Chancen, neuem Glück ..., dabei den Unterschied spüren, zwischen einsam und allein sein ... In Beziehung manchmal so viel Einsamkeit – und Alleinsein oft so wohlig sein kann ... zufrieden – du aus Freiheit entscheiden kannst, ... ohne Absprache ..., einfach, spontan ... aus Freiheit, ... den nächsten Schritt ... Das Leben gestalten, vielleicht weniger komplex, ... ohne Absprache, einfacher ... und gleichzeitig aus der Fülle, schöpfen und gestalten ... und auch deine eigenen Räume, innere Räume und äußere Räume, dein Zuhause ... schön und gemütlich werden lassen ... und es dich zum Verweilen einlädt. Dein Sofa, vielleicht dein sicherer Ort, dein geborgener Ort ..., wo nur du sein darfst und willkommene Freunde ... Vielleicht in der Gestaltung ... noch mehr Wohlfühlen ..., neue Räume schaffen ... durch anderes ..., neue Farben ... Vielleicht ein Wohlfühl-Sessel nur für mich ..., noch viel bequemer ..., oder ein neuer, farbiger Teller, der schon zum Frühstück lockt. ... Neues tun und wagen ..., während du tief innen drin ... bereits genau weißt, wie du dir selber Gutes tust.

Und du als Single in unserer modernen Gesellschaft – vermeintlich am Rande – doch heute mittendrin! So viele Singles ... und du mit diesem Irrtum aufgeräumt ..., alte Annahmen über Bord geworfen ..., dass Paare meistens glücklich ... und Singles häufig unglücklich ... und auf der Suche sein müssen nach jemand anderem.

Und du dich gleichzeitig daran freuen kannst ..., als Single bei dir selber angekommen ..., und du den Mut hast ..., mit Mut und Vertrauen deinen ureigenen Lebensplan und Lebensweg ... Schritt für Schritt ... stimmig ... auf deinem Weg ... aus der Fülle zu dir ... und den Mangel verwandeln darfst ..., verwandeln ... in Zufriedenheit des Seins ..., und tief in deinem Innern das Wissen, dass Glücklichsein kein Zufall, sondern schon immer eine Einstellung gewesen ist.

In Dankbarkeit ... so viele Stressquellen losgelassen ..., so viel Raum für Neues ... aktiv gestalten ... jetzt ... Impulse ... kreativ ... genauso wie auch einfach nur sein ... Dein Licht wieder leuchten lassen, und wieder leuchtet ... Zufriedenheit aus dir heraus, strahlt ... und dein eigener Magnet wieder kraftvoll – für dich und andere.

Und ich nicht weiß, ob du neu im Singleleben angekommen, oder schon Erfahrung dabei ... und dein Wissen, wie du glücklich sein kannst und zufrieden ..., schon in der Lage bist und umzusetzen, weißt ... deinen Erfahrungsschatz ... Selbstwert und Selbstliebe ... dein Wissen zum Wohlfühlen ..., aus dem du vielleicht das erste Mal zum letzten Mal, und wann, das letzte Mal zum ersten Mal etwas getan?

Dich herausg*e*löst von Unstimmigkeiten ... und dich weiter her*aus*lösen darfst aus Unstimmigkeiten ... Themen, die für dich vorüber sind ..., längst abgearbeitet und erledigt ..., und du dich – unmerklich – schon in neue Themen hineinentwickelt hast, ... neue Aufgaben ..., neue Interessen ..., und du neugierig sein darfst und gespannt, wie sich alles entwickelt ..., du dein Leben in die eigene Hand nimmst ... mit Freude ... Raum für viel Erfreuliches ... Glücksmomente anderer Art ... deine neuen Freiheiten ... deine ganz eigenen ... und in dem Wissen, dass es nur darum geht, deinen ureigenen Weg zu gehen ... Und du tief in dir weißt, dass du deinen inneren Frieden nicht durch andere ..., sondern nur in deinem eigenen Inneren finden kannst. Auch auf dieser Erde.

Und diese kurze Zeit, die wir auf der Erde unseren Weg gehen ... viel zu schade, um Trübsal zu blasen – über Jahre ... Sondern nun, durch die Trauer hindurchgehen ... durch den Verlust ... durch den Abschied. Den Verlust spüren dürfen ... und dadurch loslassen, wie von selbst ... im Inneren ... Heilung und Verwandlung ... in die Bereitschaft hinein, weiterzugehen ... auf dem richtigen Weg des eigenen Lebens ... mit meinem Lebensplan. Und, ich nicht weiß, was dieser beinhaltet ... und doch intuitiv und wie von selbst für meine Lebensplanung ... auf dem richtigen Weg ... und dabei ausprobieren ... Neues integrieren ... mit Mut und Vertrauen in mein zukünftiges Leben. Vertrauen in meine eigene Entwicklung ... Vertrauen in mein Glück und Glücklichsein ... mit Vertrauen in meine eigenen Impulse und Gestaltung ... und jetzt vielleicht sogar spüren, wie Veränderung bereits begonnen hat. Und weitere Veränderung begrüßen ...

Und gleichzeitig zufrieden sein mit all dem, was ich schon habe, im Jetzt – im Hier und Jetzt ... So viele Gründe, wirklich dankbar zu sein ..., so viele Möglichkeiten ... so vieles schon gut (ist) ... und anderes veränderbar ... für mein eigenes Leben, meinen eigenen Weg. Mit Neugierde ... aktiv gestalten ... Und dazu wieder ein Bild auftaucht ...

Und mein Leben nochmals überprüfen dürfen, wo die Zufriedenheit schon eingezogen ... und mein Dazutun, wie ein Dünger ..., meinen innersten Werten folgend ..., und wo noch umgestalten ... mit Freude, Mut und Zuversicht.

Ob ich beruflich zufrieden ... oder nochmals andere Wege gehe ... und manchmal auch kleine Veränderungen große Wirkung zeigen.

Und die verschiedenen Lebensbereiche ..., Freundschaften loslassen ... und neue Freundschaften entstehen lassen. Freundschaft leben ... und sich neu einlassen. Und so, wie sich mein Leben verändert ..., auch meine Freundschaften sich verändern ... Wegstrecken gemeinsam gehen ... und Wege vielleicht später wieder zusammenführen ... und Menschen jetzt auch ziehen lassen.

Mein Vertrauen grenzenlos ... und ich alles dafür tu, um mein Ziel zu erreichen ..., allen Wegweisern folge auf meinem Weg. Und selbst Umwege mein Weg. Umwege gehen ... Umwege, der Weg ..., mein Weg ... Und häufig erst dadurch entdecken können ... neue Perspektiven und Sichtweisen sich eröffnen, Neues ... Anderes ..., und meine Veränderung dadurch erst möglich.

Und in mir immer klarer ... die Vorteile, die Freiheit ... Friede in mir ... Ruhe ..., aus der heraus ich dann wieder hinausgehen kann ...

Begegnungen mit Menschen. Und in dem Moment, in dem ich bei mir selber angekommen ... und mit jedem Wort, mit jedem Atemzug ... ich wie von alleine ... mehr und mehr bei mir ... und mit jeder Annäherung an mein wirkliches Selbst und meinen Lebensweg ... alles leichter ... im Vertrauen ... erneuert ... in der Stimmigkeit des Seins ... in mir ..., während mein inneres Licht leuchtet.

Und meine Vision – für mein weiteres Leben ... und ich bereits den ersten Schritt gegangen ..., auf dem neuen Weg, in meine Vision hinein, und ich neugierig im Vertrauen, mit Mut und Zuversicht, Dankbarkeit im Glücklichsein ... und Glücklichsein in Dankbarkeit ... zufrieden ... hoffnungsvoll und froh. Und vielleicht in einer gewissen Geneigtheit auch mir selber gegenüber ... Ich meine Richtung klar erkenne, meine Vision, immer klarer ... sich lichtet, wie aus dem Nebel, mit jedem Schritt auf meinem Weg ... (Und Nebel, rückwärts gelesen, »Leben« heißt.)

Und du jetzt deine neuen Fähigkeiten und Erfahrungen genießen darfst ..., während du dir und deinem neuen Lebensgefühl vertraust und du ab jetzt deine inneren Augen liebevoll geöffnet hältst ... für dich und deinen neuen Lebensweg ... mit Entschiedenheit auf dein eigenes Ziel ... und einem entspannten Blick auf deinen nächsten Schritt.

Exduktion

Und es nun Zeit ist, dass du langsam wieder zurückkehrst, in diesen Raum, mit all deinen neuen Vorsätzen und deiner Veränderung, die bereits in dir begonnen hat, ... sich in dir zu entfalten. Und wo sich das Neue, mit jedem Atemzug, mehr und mehr in dir angenehm ausdehnt und sich dabei in dir verankert ...

Und du jetzt wieder ganz frisch und klar in diesen Raum zurückkehrst ..., du wieder die Geräusche deiner Umgebung hörst und deinen Körper spürst ... und in deinem Tempo damit beginnst, dich jetzt zu rekeln, zu recken und zu strecken.

Und du deine Augen wieder öffnest, dich wieder an das Licht gewöhnst und mit deinem neuen Blick auf dein Leben – jetzt – wieder ganz bei dir und im Hier und Jetzt angekommen bist.

V Körperliche Ressourcen aktivieren

Vom eigenen Körper gemocht werden

Frauke Niehues

Einführung

Ein Thema, das mir in der Arbeit mit Frauen sehr häufig begegnet, ist die Unzufriedenheit mit dem eigenen Körper und ein damit einhergehendes Gefühl der Unzulänglichkeit. Das Phänomen ist von Frau zu Frau unterschiedlich ausgeprägt und nicht selten geht es so weit, dass der eigene Körper abgelehnt und als Feind betrachtet wird. Dies zeigt sich auch an den Kriegsmetaphern, die in Bezug auf den Körper verwendet werden: Man sagt dem Gewicht »den Kampf an«, muss es im Frühjahr unbedingt »in Angriff nehmen« oder seine Krankheiten »besiegen«.

Die Unzufriedenheit mit dem eigenen Körper ist vor allem bei Frauen häufig eng verknüpft mit dem Selbstwertgefühl und dem Selbstwirksamkeitserleben. Sie reduziert das Wohlbefinden und die psychische Stabilität, hat also sehr negative und weitreichende Auswirkungen.

Deshalb habe ich eine Trance entwickelt, die ein sinnvolles und ressourcenorientiertes Verhältnis zum Körper fördert. In dieser Trance wird die Aufmerksamkeit auf die Fähigkeiten des Körpers gelenkt und es werden wertschätzende, liebevolle und unterstützende Haltungen und Verhaltensweisen gegenüber dem eigenen Körper und, da wir unser Körper sind, zu sich selbst aufgebaut.

Da meiner Erfahrung nach viele Frauen die Vorstellung, den eigenen Körper zu mögen, zunächst als unrealistisch einstufen, heißt die Trance nicht: »Den eigenen Körper und sich selbst wertschätzen und unterstützen«, sondern »Vom eigenen Körper gemocht werden«. Diese Passivkonstruktion führt zu keinem Leistungsdruck und beinhaltet das eigentliche Ziel der Klientinnen, Zuneigung zu bekommen. Erfahrungsgemäß lassen sich die Frauen dadurch sehr offen und motiviert auf die Trance ein. Im weiteren Verlauf wird die Aufmerksamkeit auf die Stärken des Körpers gelenkt und beschrieben, was der Körper alles für einen tut. Hierbei wird er metaphorisch einem Freund gleichgestellt und durch die Arbeit mit vielen Doppeldeutigkeiten stellt sich zum Schluss die Frage, wie man diese Freundschaft verbessern und seinem Körper ebenso Freundschaft entgegenbringen kann.

Da die Haltung zum eigenen Körper und somit zu sich selbst ein grundsätzliches Thema ist, bietet die Trance sehr viele Einsatzbereiche. Sie kann für folgende Ziele genutzt werden:

- Aufbau und Stärkung einer positiven Selbstbeziehung und der Selbstwirksamkeit
- Aufbau von Wertschätzung und Akzeptanz hinsichtlich erlebter körperlicher Mängel und Belastungen, z. B. Aussehen, Krankheiten, Behinderungen, Schmerzen ...
- Aufbau selbstfürsorglichen und gesundheitsfördernden Verhaltens
- Verbesserung von körperverknüpften Störungen, z. B.: Essstörungen, somatoforme Störungen, Hypochondrie, psychische und weitere Faktoren bei andernorts klassifizierten Krankheiten usw.

Die Pausen, welche Such- und Assoziationsprozessen Raum geben sollen, sind vor allem Vorschläge. Bitte passen Sie die Trance Ihrem Sprech- und Atemrhythmus an und setzen Sie die Schwerpunkte, die für Ihre Klientin am hilfreichsten sind.

Wenn Sie möchten, können Sie mit folgenden prähypnotischen Suggestionen die Wirkung der Trance zusätzlich erhöhen:

»Ich erzähle Ihnen ganz kurz was zu der Trance, denn Sie sind bestimmt neugierig und möchten wissen, was sich verändern wird.

Diese Trance hat manchmal überraschende Effekte.

Weil es für viele nicht ganz leicht umzusetzen ist, ist der Effekt der Trance nicht *immer*, dass Sie danach Ihren Körper mögen.

Noch viel einfacher ist, dass einem klar wird, wie sehr Ihr Körper Sie mag.

Und erstaunlicherweise braucht es manchmal nur einen relevanten Schritt, damit sich alles andere gut entwickelt.

Und deshalb heißt die Trance: *Vom eigenen Körper gemocht werden.*«

Induktion

Und da vieles schon begonnen hat, bevor es bemerkbar wird, können Sie es sich jetzt einfach bequem machen, und meine Stimme unterstützt Sie und versetzt Sie mehr und mehr in eine hilfreiche Trance. Während Sie sich bequem hinsetzen und Ihr Körper eine für Sie immer noch bequemere und entspannendere Position finden kann ... und Ihnen dabei hilft, sich immer wohler zu fühlen ..., kann Ihre Aufmerksamkeit schon an eine Stelle im Körper wandern, an der sie sich wohlfühlt ... Vielleicht ist es die Stelle, an der sie sich am allerwohlsten fühlt ... oder es ist eine von den vielen Stellen, an denen Sie sich in Ihrem Körper wohlfühlen können ... Da ich aus meiner Arbeit weiß, dass ganz Unterschiedliches zum Wohlfühlen führt ... bin ich neugierig, was es bei Ihnen ist? ... Und während Sie dies während der Trance und in Zukunft immer besser und differenzierter ... wahrnehmen und umsetzen können ... ist ganz sicher, dass viele Menschen es als sehr angenehm und wohltuend erleben, wenn Ihre Atmung ruhiger ... und gleichmäßiger wird ... sich die ausbreitende Entspannung automatisch vertieft ... und Ihre Trance so unterstützt, dass sie sich in genau der Art und Weise entwickelt, wie es für Sie hilfreich und gut ist ... Ihr Unbewusstes ist schlau ... und entnimmt allem Kommenden nur das, was für Sie und Ihre Ziele hilfreich und gut ist. Es ist sicher! ...

Trance

Deshalb ist es auch im wahren Leben eine der hilfreichsten Strategien, das zu suchen und zu vermehren, was gut für einen ist, und sich vor dem zu schützen und zu reduzieren, was einem schadet ... Jeder weiß, wie relevant das ist, und es kann besonders wichtig sein im Hinblick auf die Menschen, mit denen wir uns umgeben. Und während ich so darüber nachdenke, welche positiven Eigenschaften Menschen ... Freunde ... haben, die einem wirklich guttun ... und zu denen Sie eine positive oder noch bessere Beziehung aufbauen werden ... fallen mir einfach positive Eigenschaften Ihres Körpers ein ... und ich frage mich, wie sehr Ihnen klar ist, was Ihr Körper alles für Sie tut ... was er Ihnen ermöglicht ... wie zuverlässig und treu er Ihnen zur Seite steht ... wie Sie merken, dass er ein guter Freund ist? ... Denn Ihr Körper mag Sie! ... Für ihn sind Sie dessen wichtigster, bester und ältester lebenslanger Freund ... Deswegen ist er immer für Sie da ...Tag und Nacht ... bei Freud und Leid ... er ist und bleibt immer bei Ihnen ... Er sorgt dafür, dass Sie atmen ... verdauen ... Nährendes aufnehmen ... umsetzen ... und Unwichtiges und Schädliches aussortieren ... und ausscheiden ... Und er tut noch so viele andere gute Dinge ... Ich weiß nicht, was Ihnen alles präsent wird ... denn manchmal übersieht man die Vielfalt ... alltäglich Offensichtliches ... ist für seine kleinen oder großen ... sichtbaren oder unsichtbaren ... manchmal ungesehenen

... bewusst oder unbewusst wahrnehmbaren Leistungen ..., alltäglich, kontinuierlich ... nicht besonders dankbar ... zufrieden ... selbstbewusst ... Vieles nimmt man für selbstverständlich ... und wie wichtig, wertvoll und hilfreich es ist ... bemerkt man manchmal erst ..., wenn es weg ist ... Und wie schön ist es, wenn dieses hilfreiche Wissen nicht nur unbewusst, sondern auch bewusst ... schon jetzt präsent wird ... die Präsenz prägt ... Sie all das Schöne, Wertvolle und Unterstützende schon früher und intensiver wahrnehmen und spüren können ... und ich weiß nicht genau, wie schnell dann ein positiver Kreislauf einsetzt ... und Sie Ihren Einfluss auf Ihr Wohlbefinden realisieren ... und sich so wohlfühlen, wie man es kann, wenn man mit seinem besten Freund oder seiner besten Freundin zusammen ist und spürt, wie sehr man sich mag, schätzt und liebt.

Und Ihr bester Freund kennt Sie in- und auswendig und mag Sie nicht nur trotzdem, sondern auch gerade deswegen ... Wirklich niemand kennt Sie länger und besser als Ihr Körper, denn er hat alles mit Ihnen erlebt ... hilfreiches Wissen freundlich gesammelt ... schon vor der Geburt und über das gesamte Leben ... und Sie ahnen vielleicht erst jetzt, welches heilsame Wissen er Ihnen zur Verfügung stellen will.

Doch ein guter Freund drängt sich nicht auf ... er wartet, bis der richtige Zeitpunkt gekommen ist ... und er weiß ... dass Sie ihm gerne zuhören ... und weil es in Ihrer Freundschaft nichts Wichtigeres gibt, als dass es Ihnen gut geht ... gibt er sein Lösungswissen genau richtig preis ... Freunde verstehen sich auf eine besondere Art und Weise ... und manchmal reicht sogar ein flüchtiger Blick.

Und egal, welches Wissen und Können es ist ... Ihr Körper bietet es so an, dass es für Sie hilfreich und gut ist ... Er trägt und begleitet Sie bei jedem Schritt ... und manchmal braucht es nur einen bestimmten Schritt, damit sich alles andere gut entwickelt ... Und während Sie Schritt für Schritt weitergehen ... bereitet Ihr Körper nicht nur durch Kopf und Bauch ... sondern auch im Herzen ... den nächsten schon vor ... Es ist faszinierend, wie eins ins andere greift und Ihr Vorankommen unterstützt ... und Sie sich bei jedem weiteren Schritt freundlich aufgehoben und geschützt fühlen können.

Und ebenso, wie ein Freund oft ganz leise und behutsam Hinweise gibt ... und Sie jetzt immer achtsamer und genauer hinhören und verstehen können ... redet ein guter Freund auch manchmal Tacheles ... Ich weiß nicht genau, wie ... und warum ... Ihr Körper das macht ... und was Ihnen jetzt hilfreich klarer wird ... Normalerweise ist es etwas sehr Wichtiges, was Sie schützt ... aber natürlich kann es auch etwas anderes sein ...

Und auch wenn man es manchmal erst auf den zweiten Blick sieht: Alles hilft bei der Lösungsfindung.

Aber natürlich haben auch die besten Freunde Fehler und können nicht alles. Und das macht Freundschaft aus: miteinander durch dick und dünn zu gehen ... und Ihr Körper weiß ... wozu es gut ist ... wie viel mehr als dick und dünn ... Sie ... und ihn ... ausmacht ... und sich zu verzeihen ... Sich zum Beispiel zu verzeihen, was man einfach nicht schaffen kann ... und auch die Dinge, die man schaffen kann, aber bei denen der Erfolg im Moment zu viel Kraft kostet ... Und ich weiß nicht, was Ihnen noch guttäte ... Ihr innerer Freund hat Verständnis und ahnt die vielen Gründe ... und Ebenen ... die eine Rolle spielen und Misserfolg verständlich ... und liebenswert werden lassen.

Und obwohl Zurücklehnen manchmal eine kluge Strategie ist ... ist es fortwährend gut, sich folgende Frage zu stellen: Wie kann ich meinem Körper helfen, mir ein noch besserer Freund zu sein? ... Mich noch besser zu unterstützen? ... Was kann ich tun, um ihn noch kraftvoller werden zu lassen ... damit er mich noch besser schützen kann und meine Zielerreichung einfacher ... leichter ... und effektiver wird?

Und alles, was Ihnen bis jetzt noch nicht eingefallen ist ... kommt Ihnen in Zukunft nach und nach in den Sinn ... grundsätzlich ... immer ... in Ihrem Tempo und passend zu Ihren Bedürfnissen ... Aber einen wertvollen Trick, um Freundschaft aufzubauen und zu vertiefen, kann ich Ihnen jetzt schon verraten ... denn die beste Methode, Freundschaft wachsen zu lassen, ist ... selbst ein guter Freund zu sein ... Zuneigung und Liebe werden größer ... und kommen zu einem zurück ... wenn man sie verschenkt ... einfach so ... und selbst und manchmal vor allem, wenn man sie ohne Grund verschenkt ... und vergibt ... Und da man von Liebe und Freundschaft nicht genug haben kann ... ist es eine gute Idee, sich selber wie ein Freund zu verhalten ... Und wie sind Sie Ihrem Körper eine gute Freundin? ... Was wäre das Beste und Wichtigste? ... Auf seine Bedürfnisse achten? ... Regelmäßig? ... Zuverlässig? ... Ihm besser zuhören? ... Ihm glauben? ... Ihn wertschätzen? ... Ihm Zeit schenken? ... Und positive

Zuwendung? ... Und Aufmerksamkeit auf seine Stärken lenken? ... Ihn mehr ... oder weniger in den Mittelpunkt stellen? ... Öfter machen, was er mag? ... Ruhiger ... oder aktiver werden? ... Müssen Sie ihn manchmal runterholen? ... Entspannen? ... Manches mit Humor nehmen? ... Ihm Komplimente machen? ... Ihm zeigen, wie schön er ist? ... Für Bewegung sorgen? ... Und etwas ganz anderes?

Und ganz egal, was Sie nun wissen und wissen werden, können und können werden, egal, ob sie heute oder morgen konsequent mit der Umsetzung beginnen und ernten, ernten, ernten ... und ganz egal, wie stolz und freudig und liebevoll Sie und Ihr Körper Ihren Erfolg ... als und wie ... gute Freunde feiern ... die Hauptsache ist, dass es Ihnen gut geht.

Exduktion

Und während ich gespannt bin, welche positiven Veränderungen Sie mir das nächste Mal berichten und wie Ihre Zuversicht, Ihr Selbstbewusstsein und Ihre Freude sich schon entwickelt haben ... merken Sie sich, wie und wo Sie sich mit Ihrem Körper wohlfühlen ... Sie brauchen nicht zu wissen, auf welche Art und Weise Ihr Unbewusstes all die hilfreichen Prozesse ... nachdem Sie gleich wieder ganz wach sind ... automatisch fort- und umsetzt ... aber Sie spüren, wie Ihr Körper Sie auch jetzt unterstützt ... und Sie immer mehr zurückholt ... ins Hier und Jetzt ... als guter Freund ... in Ihrem Tempo ... Er kennt Sie und weiß, was Sie brauchen ... zeigt es Ihnen ... sodass Sie frisch und wach ... gut erholt ... und zuversichtlich ... wieder ganz zurückkommen ... und jetzt wieder gewappnet sind, für den Alltag.

Mein »Gewicht«

Anne M. Lang

Einführung

Das Thema »Gewicht« ist eigentlich kein rein psychotherapeutisches Thema, obwohl es in diesem Zusammenhang auch auftritt. Es tritt aber auf in der Prävention, in der psychosomatischen Grundversorgung und im Gesundheitsbereich.

Übergewicht führt zu vielen Erkrankungen und ist auch eine Begleiterscheinung von Erkrankungen.

Viele Leute fragen gerade auch »Hypnose« zum Thema »Gewichtsreduktion« an. Hypnose anzufragen ist klassisch für Situationen, für die wir uns Hilfe vom Unbewussten wünschen, weil wir sie nicht nur willentlich steuern können. Hypnose steht dafür, dass unser Bewusstes sich in Trance mit dem Unbewussten/Unwillkürlichen verbindet. Beide arbeiten Hand in Hand. Dann sind wir kompletter mit allen unseren Möglichkeiten vertreten.

In meinem Text biete ich Suggestionen dazu an.

Ich spreche Ihre unbewussten Kräfte zum Rahmen eines Weges für ein gutes Körpergewicht an.

Diese helfen den bewussten Absichten zur Verwirklichung. Die Vorstellung des »gewünschten Anderen« wird zur Realität.

Dabei ist ein Aspekt immer wichtig bei Anleitungen, die zwar zu einem Thema geschrieben werden, aber die besondere Situation der Leserin/Hörerin, die diese Anleitung für sich verwenden will, nicht kennen.

Eine solche Anleitung ist immer so etwas wie ein Gedicht.

Dieser Vergleich meint, dass die Art, wie die Leserin/Hörerin sie für sich selbst verwenden wird, von ihr gestaltbar ist.

Natürlich sind meine Anleitungen in einer auf viel Erfahrung basierenden hypnotischen Sprache geschrieben, natürlich verfolgen Sie die Regeln fachlich guter Anleitungen, aber einen Hauptaspekt werden die Leserinnen dennoch immer selbst ergänzen. Und das sind die eigene Situation, die Ziele und Absichten und die jeweiligen besonderen Fähigkeiten, die Anleitung für sich zu nutzen. Dass der individuelle Bezug besonders herausgearbeitet werden kann, ist ja sonst der Sinn von psychologischen Einzelgesprächen. Diese Aufgabe werden Sie jetzt für sich selbst übernehmen. Dazu helfen folgende Fragen:

- Wozu möchten Sie diese Trance-Anleitung nutzen?
- Wohin soll's für Sie gehen?
- Was ist Ihre Ausrichtung?
- Was in der Anleitung unterstützt Sie dahin am besten?
- Was bleibt Ihnen im Gedächtnis und wird so wie ein Ohrwurm?
- Was machen Sie zu Ihrer Suggestion?

Christian Dior soll gesagt haben: »Das Essen ist eine ungerechte Sache. Jeder Bissen bleibt höchstens 2 Minuten im Mund, 2 Stunden im Magen, aber 3 Monate an den Hüften.«

Induktion

Es ist interessant, wie doppeldeutig die deutsche Sprache das Wort »Gewicht« benutzt!

Leichtgewicht, Schwergewicht, Gesundgewicht – wie ist es bei dir?

Und wie möchtest du, dass es ist?

Fokussiere dich auf einen Punkt, der deine ganze Aufmerksamkeit sammeln kann.

Dadurch hilft der Punkt dir, die Umschaltung von außen nach innen ganz von alleine zu organisieren. Du musst überhaupt nichts mehr tun.

Wenn Trance ein natürlicher Zustand ist, ist er von jedem Menschen auch ganz natürlich erreichbar.

Der fixierte Punkt wird zum schärfsten Punkt deines Blickfeldes. Die Ränder werden unschärfer.

Das Außen wird unwichtiger.

Erste unwillkürliche Muskelveränderungen, Sehveränderungen, Atemveränderungen.

Die schwerer werdenden Augenlider wollen sich schließen ...

Alles hilft dir, in den natürlichen Zustand der Trance zu »gehen«, wie man sagt. Schritt für Schritt.

Trance entsteht so von alleine. Das kann man beobachten. Dann kann man es spüren.

Trance

Wie fühlt sich für dich Trance an?

In dieser Trance kann es – wenn du es dir wünschst –, um dein Gewicht gehen, dein ganz eigenes. Und da es deine eigene Trance ist, werden an einigen Stellen hier im Text Leerstellen sein. Das sind die Stellen, an denen du deine eigenen Worte, Eingebungen, Antworten finden wirst.

Es wird deine Trance zu deinem »Wozu« sein!

Wozu möchtest du die Trance einsetzen – für welches Ziel von dir? ...

Und konkret? ...

Wir sagen, »Körpergewicht haben«.

Das kann »zu viel« sein oder »zu wenig«.

Betrachte dich in deinem inneren Spiegel ...

Was siehst du da? ...

Vielleicht spürst du dein jetziges Körpergewicht schon nicht mehr. So sehr hat es sich verselbstständigt, wie es gerade ist ...

Der Körper aber, deine Knochen und Muskeln, tragen das Gewicht ...

Und du kennst deine Kleidergröße, deine Beweglichkeit, deinen Körper- und Bauchumfang.

Und nach außen und für andere ist es auch sichtbar ...

Dann geh an einen vorgestellten Spiegel und sieh dich darin in ganzer Körpergröße – nackt.

Und dann gehe durch den Spiegel hindurch. Das ist möglich wie in einem Zauberfilm.

Hinter dem Spiegel ist ein weiterer Spiegel – dein Zukunftsspiegel, dein Wohlfühlspiegel.

Wie sieht es denn dann da aus? ...

Du kannst dich drehen und von allen Seiten sehen ...

Welchen Körper –, welches Gewicht hast du da ...?

In diesen Wunsch-Zukunftskörper kannst du sogar schon einmal hineingehen.

Was fühlst du da? ...

Was ist ein wichtiges Gefühl dort? ...

Welche Farben entstehen? ...

Welche Farbe stellt sich für diesen Zustand ein? ...

Vielleicht sogar ein Lied?

Welches? ...

Welche Töne? ...

Wir sagen: »sozial gewichtig sein« und das kann bedeuten: selbstbewusst und geachtet sein.

Das Selbstgefühl ist besser mit dem für dich gefühlten »richtigen« körperlichen Gewicht!

Schau wieder in einen Spiegel. Und sieh dich als Person – diesmal gekleidet.

Was siehst du da in diesem Spiegel? ...

Du kannst dich auch drehen und von allen Seiten sehen ...

Auch hier ist hinter dem Spiegel ein weiterer Spiegel – dein Zukunftsspiegel, dein Wohlfühlspiegel. Geh wieder durch den ersten Spiegel hindurch und weiter zu dem Spiegel hinter dem Spiegel.

Wie sieht es da aus? ...

Wie gehen dort Gewicht, Wichtigkeit, Selbstbewusstsein zusammen ...?

Wertvoll sein – sich selbst anerkennen – sich selbst lieben.

Den Raum um sich haben und den Kontakt zu anderen selbst bestimmen.

Milton Erickson sagte zu einer Klientin, sie habe schon ihre »wirkliche« Figur in sich. Er veranlasste die Frau, die Figur, die schon in ihr steckte, zu erleben.

So kannst du auch wie eine Künstlerin aus einem unförmigen Stein eine schöne Skulptur herausgestalten ...

Geh selbst ganz in diese Vorstellung, in der du die schon in dir steckende Figur siehst, fühlst und vollständig erleben kannst ...

Dann werde dein Zukunftskörper mit dieser Zukunftshaltung.

Spüre, wie du diesem immer näher kommst, indem du dein Essverhalten veränderst, deine Bewegung und Aktivität erhöhst ...

Spür, wie es sich anfühlt, immer mehr in dein »richtiges« Gewicht zu kommen ...

Nichts schmeckt so gut, wie sich schlank sein anfühlt.

Wir sagen, ein gesundes Gewicht haben.

Gesundheit und ein gutes Gewicht für deine Gesundheit.

Entlastung für den Körper, wenn du Übergewicht hast.

Entlasten, entspannen, erleichtern. Entledigen von allem überflüssig Angesammelten.

Kannst du spüren, wie es sich anfühlt, wenn es weniger wird, wenn es zu viel war.

Wie fühlt es sich an, leichter zu sein? ...

Wo fühlt es sich leichter an ...: für die Knochen, für die Wirbelsäule, für den ganzen Körper?

Wie fühlt es sich leichter an? Wie am Bauchumfang? ...

Wie hat es sich schon mal leichter angefühlt? ...

Wie wird es sich anfühlen? ...

Wo zuerst? ...

Wie da? ...

Wie fühlt es sich an, wenn der Körper sein gefühlt »richtiges« Gewicht hat? ...

Kein Essen schmeckt so gut, wie sich leicht, schlank, gesund sein anfühlt.

Auch »satt sein« ist in der deutschen Sprache doppeldeutig.

Wir sind satt, wenn wir voll sind von Eindrücken, Bestätigung, Akzeptanz, erfüllten Bedürfnissen.

Wie satt bist du daran? ...

Braucht ein Bedürfnis mehr Erfüllung? ...

Sich wohlfühlen mit einer guten, satten Haltung zu sich. Alle Bedürfnisse werden gesehen.

Da sich das Sättigungsgefühl beim Essen später einstellt, ist es gut, es schon einzukalkulieren.

Bereue niemals, zu wenig gegessen zu haben.

Betrachte dich also im Zukunftsspiegel.

Was motiviert dich am meisten, dort hinzukommen ...?

Was ist dein stärkster Motor für die Fahrt dahin?

Sage dir deinen Motivations- und Unterstützungssatz:

Ich sehe mich ...

Ich spüre den Unterschied ...

Ich bewege mich mehr ...

Ich esse bewusster ...

Ich erreiche mein Gewicht ...

Ich spüre die Figur, die in mir steckt, und helfe ihr zum Vorschein ...

Gesundes Körpergewicht – gesunde Ernährung – gesundes Ich.

Exduktion

Wenn du jetzt zurückkommst in den nach außen orientierten Zustand, dann nimm den inneren Zustand der Leichtigkeit mit. Leicht an Gewicht. Leichte Stimmung.

Und, während du mit den Zahlen von 5 runter bis 0 zählst:

5–4–3–2–1–0,

fährt dein Kreislauf wieder hoch, ...

verändert sich wieder die Atmung, ...

hast du das Bedürfnis, dich zu recken und zu strecken, ...

vielleicht mit den Händen übers Gesicht zu fahren.

Bewahre deine Erfahrung ...

Psychosomatik: Menstruations- und andere Beschwerden überwinden

Maria Schnell

Einführung

Diese Trance richtet sich an Frauen mit Menstruationsbeschwerden.

Sie kann aber auch von Frauen mit anderen Unterleibsproblemen angewendet werden, z. B. Myomen oder Wechseljahrsymptomen, und sogar für alle psychosomatischen Erkrankungen hilfreich sein, wobei dann bestimmte Inhalte für den entsprechenden Symptombereich selbstständig angepasst werden sollten.

Zugrunde liegende Haltung ist eine Akzeptanz gegenüber dem eigenen Körper, seinen Ausdrucksformen und seinen Schwierigkeiten. Symptome werden als Ausgangspunkt für eine positive Hinwendung zu dem betreffenden Körperteil verstanden, und es wird angenommen, dass diese freundliche Aufmerksamkeit und Fürsorge körperliche und seelische Selbstheilungskräfte aktiviert. Dies geschieht über mehrere konkrete Linderungs- und Bewältigungsvorstellungen auf verschiedenen Ebenen. Zusätzlich zu einer Veränderung der Symptomatik wird auch ein Verstehen von Zusammenhängen und Hintergründen angeregt.

Wichtig ist zu berücksichtigen, dass diese Trance keine Trauma-Behandlung beinhaltet. Bei traumatischen Erfahrungen, z. B. sexueller Gewalt, sollte eine ausreichende Stabilisierung und Reflexion bereits erfolgt sein.

Bei der Durchführung der Trance bietet es sich an, sorgsam darauf zu achten, welche Angebote als besonders passend und förderlich erlebt werden, und sich darauf zu konzentrieren. Weitere oder weniger geeignete Inhalte können ausgeblendet werden. Wiederholung führt zu einem tieferen Lernprozess und verstärkt die Effekte in jeder Hinsicht.

Bitte beim Vorlesen *kursiv Gedrucktes* betonen.

Induktion

Zu Beginn etwas Wichtiges: Dies ist *deine eigene Trance. ... Du gestaltest* deinen inneren Erfahrungsraum, wählst aus den Angeboten das *für dich im Moment passende* aus und lässt alles andere vorbeiziehen. ...

Du kannst bei dem dir wichtigen Erleben verweilen und Unwichtiges überhören. ... Du kannst die Übung jederzeit unterbrechen und zu einem späteren Zeitpunkt fortsetzen.

Ich lade dich ein, eine entspannte Haltung einzunehmen, deine Augen zu schließen,

... *um deine inneren Augen zu öffnen.* ... Den ganzen Tag über wird der Körper genutzt, in den Dienst gestellt von allem, was wichtig erscheint, ... und vielleicht ist jetzt ein guter Zeitpunkt, sich ihm mit *freundlicher Aufmerksamkeit* zuzuwenden, ... als wäre *dein Körper ein guter Freund.*

Du kannst den Atem beobachten, ... ein *vertrauter Rhythmus.* ... Organisch wie die Wellen am Meer, die kommen und gehen, ... und Spannung und Schmerz mitnehmen. ... *Loslassen, ... Freiraum, ... geschehen lassen, einfach sein.*

Die wichtige Möglichkeit, aus dem üblichen Tagesgeschehen auszusteigen und dem, was von innen kommt, Raum zu geben. ... Alle Spannungen, Unruhe fließen ab, ... Gedanken kommen und gehen, geraten in Vergessenheit, werden blasser, verfliegen. ... Und ich frage mich, an welcher Stelle deines Körpers als Erstes *dieses Wohlgefühl erfahrbar* wird?

Vielleicht magst du mit deiner Aufmerksamkeit deinen Brustraum wahrnehmen, um dort in deinem Inneren einen wunderschönen Raum zu gestalten, in dem dein Herz wohnt, ... damit dein Herz Platz hat, *sich ausdehnen und frei fühlen* kann.

Oder du interessierst dich für das Zentrum deines Körpers und richtest den Fokus auf deinen Beckenraum ... und die Energie, die dort spürbar wird.

Was wäre, wenn *deine Lebendigkeit aus der Mitte* in alle Bereiche deines Körpers strömen könnte, wie eine Quelle oder wie ein Feuer oder ein Licht?

Kannst du es schon spüren ... in den Fingerspitzen? In der Kopfhaut? In den Zehen?

Trance

Und wo immer du innerlich bist, ich lade dich ein, einen »Garten der Heilung« aufzusuchen.

Du kannst gespannt sein, wie du *von selbst* zu dessen Eingang gelangst, ... vielleicht durch ein Tor, ... über eine Brücke oder einen Weg.

Oder ob du dich plötzlich *mitten darin* befindest, ... beruhigt und belebt durch diese *heilsame Atmosphäre.*

Nimm dir einen Moment Zeit, dort anzukommen und dich zu orientieren. Wahrscheinlich ist es in diesem Garten grün, ... Pflanzen, Sträucher, Bäume. ... Verschiedene Grüntöne schillern in Licht und Schatten. ... Farbige Blüten, die ihren Duft versprühen. ... Eine angenehme Temperatur. ... Naturgeräusche, ... hörst du Vögel singen? ... Das Plätschern von frischem Wasser? ... Gibt es einen Bach, einen Brunnen oder einen See, den du mit allen Sinnen *genießen* kannst?

Was spricht dich an in diesem Garten: Möchtest du bestimmte Kräuter probieren? ... Den Klängen oder der Stille lauschen? ... In Wohlgerüche eintauchen? ... Klares heilsames Wasser trinken ... oder vielleicht sogar darin baden ... und alles abwaschen, was du nicht mehr brauchst?

Es kann dort sogar einen besonderen Ort geben, wo eine Heilerin oder ein Heiler wohnt. ... Und falls das so ist, kannst du gespannt sein, auf welche Weise du ihre Präsenz wahrnimmst ... und wie sich die Wirkung dieser heilsamen Instanz bemerkbar macht.

Vielleicht ein Gefühl von Sicherheit und Vertrauen, dass alles irgendwie weitergeht auf eine für dich richtige Weise. ... Oder ein Nähren deines inneren Wissens: »Du kannst gesund werden! Du kannst auch alte Muster verändern!«

Folge deinen inneren Impulsen und nimm dir Zeit, alles Wichtige zu erkunden!

Irgendwann bist du eingeladen, auch dort, in diesem Garten, einen Wohlfühlplatz zu finden, ... wo du dich niederlässt und nachspürst, wie sich *ein angenehmes Gefühl in dir zu entwickeln beginnt.*

Und du kannst beides zugleich: die heilsame Atmosphäre aufnehmen und sie vergessen, um deine Aufmerksamkeit nach innen und deinem Körper zuzuwenden.

Während du die Augen schließt, ist es, als wenn du wie im Traum einer inneren Vorstellung begegnest: Wenn dein Körper ein Kind wäre oder wenn dein Unterleib ein Kind wäre, was für ein Kind würde den

Garten betreten? ... Ein gesundes, kräftiges, fröhliches? ... Ein blasses, bedürftiges? ... Ein trotziges? ... Eins, das einfach nur der Aufmerksamkeit und Fürsorge bedarf?

Welches Bild auch immer sich vor deinem inneren Auge herausbildet, du kannst das Kind in die Obhut des Gartens geben, wo es mit allem Nötigen und Wesentlichen versorgt wird.

Und wie Träume kommen und wieder verschwinden, gleichsam in den Hintergrund rücken, um für Neues Raum zu schaffen, verblasst *dieses Bild des gut versorgten Kindes,*

und es entsteht nach und nach das Bedürfnis, deine Sinne auf den Körper zu richten, als wenn du eine Reise in das Innere des Körpers unternimmst.

Und so kann ein Teil von dir in dem Garten der Heilung verweilen, ... sich erholen, nichts tun, vergessen, ... während ein anderer Teil sich mit aufmerksamer Freundlichkeit für die Belange deines Körpers interessiert.

Es ist ganz leicht, die Sinne nach innen zu lenken, dem Fluss des Atems zu folgen, der den Körper sanft massiert.

Mit jedem Ausatmen alles nach außen abgeben, was du jetzt gerade nicht brauchst, ... Spannung lockern, ... Unruhe ausgleichen, ... Schmerz verwehen lassen.

Mit jedem Einatmen etwas Heilsames aufnehmen, ... wie ein Licht, das dich durchflutet, ... oder ein angenehmer Wind, der dich durchströmt, ... belebende Vibrationen.

Du kannst dir vorstellen, wie dieses Licht in genau der für dich passenden Weise verschwenderisch durch alle Bereiche deines Körpers flutet.

Muskeln, die sich lockern, ... Schultern, Nacken, Kieferbereich, Kopf.

Jedes Organ bekommt *Freiraum,* ... nur noch *Wohlbefinden ist wichtig.*

Nach und nach fließt mit dem Atem heilsame Energie in deinen Unterleib, ... deine Gebärmutter, ... deine Eierstöcke, ... bis in deine Vulva.

Blockaden werden sanft umspült und aufgelöst, ... Schwellungen beruhigt, ... das Gewebe wird glatt und optimal durchblutet.

Magst du untersuchen, wie sich *mehr und mehr dein Empfinden wandelt,* ... woran du bemerkst, dass in den bedeutsamen Körperbereichen eine *Veränderung* beginnt?

Eine Normalisierung, ... eine neue Balance?

Vielleicht braucht es nur noch Zeit.

Während *dieses Licht, dieser angenehme Wind, deinen Körper* bis in alle Fasern *erfrischt, bis in die Zellen belebt,* mit jedem Atemzug ausgeprägter, ... möchtest du einfach genießen, ... bei dir sein und dich selbst vergessen.

Dein Körper weiß, auf welche Weise Ausgewogenheit entsteht.

Wie in einem tropischen Wald, wo alles zusammenwirkt in einem komplexen Gleichgewicht, ... ist dein Unterleib organisch eingebunden in einen harmonischen Prozess. ... Zugehörig zu einem Ganzen. ... Und es geschieht ganz von selbst.

Derweil, vielleicht ganz nebenbei, lade ich dich ein, dich für deine Menstruation zu interessieren. ... Natürlich kannst du *innerlich verweilen,* wo immer du bist, und die Worte vorbeiziehen lassen, ... denn es reicht, wenn *dein Unbewusstes zuhört.*

Die Geschichte deines Zyklus Revue passieren lassen, ... deine Erfahrungen mit Menstruation, ... jeden Monat, so viele Jahre. ... Wie gehst du mit der Blutung um?

Was hat man dir dazu vermittelt? ... Was haben die Frauen deiner Familie dir vorgelebt?

Kannst du deinen Körper anerkennen für diesen Rhythmus wiederkehrender Erneuerung? ... Die Phasen deines Zyklus sogar verstehen als Teile eines weisen Kreislaufs deines Körpers?

Der dich mit allen Frauen aller Zeiten verbindet; ... mit der Prozesshaftigkeit des Lebens, ... den Perioden der Erneuerung und des Loslassens, ... mit der Fähigkeit, Leben hervorzubringen.

Würde es dir gefallen, wenn du von allen Frauen auf eine gute Weise begleitet würdest? ... Wenn Frauen wie in einer archaischen Vorstellung für dich singen und tanzen, ... die Hände über dir halten, ... dich trösten und dir Mut machen würden.

Und mit deiner Aufmerksamkeit immer wieder zu diesem Licht zurückkehren, ... das *mit dem Atem alle Bereiche deines Unterleibs in Einklang bringt,* ... dieser warme harmonisierende Wind, ... der auch deine Gebärmutter gelassen sein lässt.

Bitte lenke deine Neugier auf deinen Unterleib, als könntest du die Gebärmutter und die Eierstöcke besuchen, ... deine Vulva erkunden ... und auch die hormonellen Zentren befragen.

Was genau braucht dein Körper an welcher Stelle deines Zyklus?

Und welcher Körperteil benötigt besondere Unterstützung?

Vielleicht ist es auch wichtig zu fragen, welche Geschichten diese Körperbereiche zu erzählen haben, ... und warum könnte an manchen Stellen ein Bedarf entstanden sein?

Und beachte dabei, was alles gut funktioniert.

Manchmal sind *Fragen wichtiger als Antworten,* ... und es gibt *Antworten auf Fragen, die gar nicht gestellt wurden.* ... Das Aufkommen einer Ahnung, ... eine vage Eingebung, ... manchmal plötzliches Verstehen, ... wie die Erlösung von einem alten Zauber.

Was auch immer vor deinem Inneren entsteht, ... Bilder, ... Worte, ... folge ihnen!

Denn je genauer du weißt, was erforderlich ist, ... desto klarer können deine *Selbstheilungspotenziale aktiviert* werden. ... Wie eine *heilsame Kraft,* die sich mit dem Licht und dem angenehmen Wind verbindet und *alles Wesentliche bereitstellt.*

Es ist interessant, sich *mit den Selbstheilungskräften zu befassen,* ... sie sich vorzustellen, ... z. B. wie ein feines Netz, über das Substanzen und Energien ausgetauscht und vermittelt werden, ... oder wie eine gut organisierte Mannschaft von Helfern, ... Technikern, Bautrupps, Kämpferinnen. ... Oder wie eine innere Heilerin, die das Wichtige in deinem Sinne anordnet.

Gib dir einen Moment Zeit, dein eigenes Bild entstehen zu lassen, ... das dir erleichtert, den *Kräften deines Organismus zu vertrauen,* ... eigene Überzeugungen bestärkt, wie »*Dein Körper findet eine neue Balance!*« ... Vielleicht auch Zuversicht vermittelt, dass die Frauen deiner Familie sich mit dir freuen, wenn du neue Lebensmuster auffindest.

Exduktion

Und ein Teil von dir kann auf einer bestimmten Ebene verweilen und alles Bedeutsame fortführen, ... die Verbindung mit dem heilsamen Licht, dem Wind, der Balance, ... während du mit deiner Aufmerksamkeit zurückkommst, ... zunächst in den »Garten der Heilung«, ... und dann, nach ein paar Atemzügen, zurück, ... mit allen Teilen deiner Person.

Kinderkriegen – Sie wissen, wie es geht!

Cornelie Schweizer

Einführung

Einsatzmöglichkeiten der Trance liegen bei Schwangerschaft und Geburtsvorbereitung.

Die Trance eignet sich für alle Schwangeren und wird in der Regel im letzten Drittel der Schwangerschaft eingesetzt, es sei denn, eine Frau hat sehr starke Ängste vor der Geburt – in diesem Fall ist es besser, mit der Geburtsvorbereitung schon früher zu beginnen, allerdings sollte dann immer besonders betont werden, dass der Geburtsvorgang zur rechten Zeit einsetzen wird. Die Trance ist im Prinzip für alle Schwangeren, die eine natürliche Geburt anstreben, geeignet. Die Frauen sind in der Regel froh und erleichtert, mit dieser Trance eine einfache und wirksame Form der Geburtsvorbereitung an der Hand zu haben, die aber immer zusätzlich zum Kurs bei der Hebamme genutzt werden sollte. Die Dauer der Trance beträgt etwa 25 Minuten.

Im Rahmen des Behandlungsablaufs sollte der Schwangeren *in der ersten Sitzung* eine zutreffende Information über das Thema Geburtsschmerz gegeben werden, indem darüber informiert wird, dass die meisten Frauen Geburten als schmerzhaft empfinden, es aber auch mögliche andere Verläufe gibt. Darauf zu achten ist, dass das Wort Schmerz nicht ständig wiederholt wird, aber die Schwangere trotzdem eine korrekte Information bekommt, um zu vermeiden, dass sie später bei den ersten stärkeren Wehen Angst bekommt und die Vorstellung hat, irgendetwas wäre nicht in Ordnung. Auch das Thema Medikamente während der Geburt sollte angesprochen werden. Hier ist die sinnvollste Voreinstellung, zunächst davon auszugehen, dass Frauen Kinder ohne Medikamente zur Welt bringen können und das in den allermeisten Fällen auch hervorragend funktioniert. Trotzdem sollte auch betont werden, dass es völlig in Ordnung wäre, falls die Gebärende sich unter der Geburt anders entscheidet und Medikamente oder eine PDA haben möchte. Wichtig ist auch zu erwähnen, dass der Schmerz einer Geburt, anders als andere Schmerzen, ohne Angst erlebt werden kann und auch ohne Signalwirkung, d. h. diese Art von Schmerz ist nicht damit verbunden, dass, wie wenn man sich z. B. an der Herdplatte verbrennen würde, der Schmerz bedeutet, man sollte dringend die Hand vom Herd nehmen. Geburtsschmerz dagegen bedeutet nur, dass die Geburt ihren gesunden und normalen Verlauf nimmt. Ebenfalls betont werden sollte, dass anders als bei sonstigen Schmerzen, die z. B. durch einen Unfall oder ein anderes Trauma verursacht worden sind, Geburtsschmerz sofort nach seiner Beendigung durch die Freude über das Kind abgelöst wird. Gleichzeitig sollte auch die Möglichkeit offengelassen werden, dass manche Frauen ihr Kind leicht herausatmen, ohne dabei ein Schmerzempfinden zu haben. Während der ersten Sitzung sollten auch Ressourcen der Frau erhoben werden, z. B. in Bezug auf die Themen Anstrengung, Loslassen, Aushaltenkönnen, Sichkonzentrieren oder eventuell auch mögliche eher schmerzliche Erfahrungen, z. B., wenn Sportlerinnen an ihre Grenzen gehen, oder sehr anstrengende Erfahrungen, wenn z. B. Prüfungen bewältigt werden. Manche Frauen haben die Vorstellung, wenn die Wehen anfangen, werde ein Dauerschmerz bis zur Geburt des Kindes folgen. Aber genau das ist nicht der Fall, d. h., es ist wichtig, den Fokus darauf zu legen, dass Wehen zwar von vielen Frauen als Schmerz empfunden werden, aber dass es dazwischen immer Pausen gibt, wo die Gebärende sich völlig wohl fühlt, ausruhen und schlafen kann.

Weiter spreche ich mit den Frauen im Erstgespräch ausführlich darüber, dass die Geschichte uns zeigt, dass Frauen sehr gut ohne jede Hilfe Kinder bekommen können, dass es auch jetzt noch immer wieder Frauen gibt, die ihre Kinder alleine gebären und dass im Grunde genommen für die allerallermeisten Geburten keine Geburtshilfe von außen notwendig ist, weil die Frau und ihr Körper ganz von selbst wissen, wie Gebären geht. Natürlich ist es wahr, dass in anderen Zeiten oder in schlechter versorgten Ländern die Mütter- und Säuglingssterblichkeit wesentlich höher war oder ist als aktuell bei uns. Wenn man sich Studien zu dem Thema allerdings genauer anschaut, wird man feststellen, dass die Hauptwirkfaktoren für die geringere Säuglingssterblichkeit in gut entwickelten Ländern Ruhe und Sicherheit sind …, dass Frauen während der Schwangerschaft eine ausreichend gute Ernährung haben, sie nicht hart arbeiten müssen und dass von daher jede Frau davon ausgehen kann, dass sie als gesunde Frau, die in guten Verhältnissen lebt, ihr Kind auch gut zur Welt bringen wird. Dafür braucht sie in der Hauptsache Ruhe, Geborgenheit und einen warmen, sicheren Ort. Hilfe von außen wird sie nur in einzelnen Fällen benötigen und in diesen ist es natürlich sehr beruhigend, dass bei uns eine hochwertige medizinische Versorgung zur Verfügung steht.

Wichtig ist noch, über die Rolle von Begleitpersonen zu sprechen. Diese werden in der Hauptsache das Vermitteln und Abschirmen übernehmen – wenn Ärzte oder Hebammen während der Geburt Fragen an die Gebärende haben und diese gerade mit ihrer Wehe beschäftigt ist – und werden darüber hinaus oft nicht viel zu tun brauchen. Abzuschirmen und Ruhe und Sicherheit zu vermitteln und einfach da zu sein, ist sicher das Allerwichtigste.

Die Frauen sollten zudem informiert sein über die unterschiedlichen Phasen der Geburt und wissen, dass gerade die Übergangsphase wahrscheinlich eine Zeit sein wird, wo sie sich nicht sehr wohl fühlen werden, wobei auch hier wieder wichtig ist, die Formulierungen so zu wählen, dass die Begriffe Schmerz, Unwohlsein usw. nicht ständig vorkommen, aber die Frauen dennoch zutreffende Informationen bekommen. Für viele Frauen ist es gerade beim ersten Kind ein Problem, dass sie schon die erste Miniwehe als Geburtsstart sehen und dann, wenn die Geburt langsam voranschreitet, am Ende das Gefühl haben, sie hätten eine 48-Stunden-Geburt hinter sich. Mehrgebärende, von denen Frauen lernen können, machen es in der Regel so, dass sie die Wehen so lange ignorieren und ihren Tätigkeiten nachgehen oder noch mal schlafen, wie es möglich ist. Es ist für Erstgebärende daher ein guter Tipp, die Wehen möglichst lange nicht zu beachten.

Viele Frauen haben Angst vor einem Dammriss. Dazu sollte erklärt werden, dass das Gewebe am Damm durch den Durchtritt des Kopfes so stark gedehnt wird, dass sie einen möglichen Riss gar nicht spüren können. Und noch ein letzter Punkt, den ich wesentlich finde, um werdende Mütter aufs Kind vorzubereiten: die Gefühle nach der Geburt. Hier sollte vermittelt werden, dass nicht jede Mutter ihr Kind beim ersten In-den-Arm-Schließen liebt, sondern dass diese Gefühle teilweise erst später kommen und ein bisschen Zeit brauchen ..., dass sie aber von ihrem Körpergefühl her sofort merken wird, dass das Kind zu ihr gehört, und dass sie das Bedürfnis haben wird, ihr Kind bei sich zu haben, auch wenn das emotionale Lieben oder Verliebtsein ins Baby manchmal ein bisschen dauert, und dass es genauso in Ordnung ist und völlig o. k. für das Kind. Es gibt noch eine kleine Trance, die man evtl. in der ersten Sitzung einbauen kann: Ein Besuch beim Kind; zu imaginieren, wie das Kleine gut verpackt in der Gebärmutter sein schönes, gemütliches, kleines Leben führt, dass es wohl versorgt wird durch ihren Körper, einen angenehmen, warmen, gemütlichen, weichen Platz hat ... mit Rundumsorge und bester Versorgung mit

Essen, Trinken und Sauerstoff ... und dass ihr Kind dort eine ganz, ganz gute Zeit hat und sich vom ganzen Körper sozusagen rundum geliebt fühlen kann.

Zu der zweiten Sitzung folgt die Geburtsverlaufstrance, die der Frau direkt in ihr Handy gesprochen werden sollte, sodass sie die Trance zu Hause immer wieder anhören kann. Dabei sind die üblichen Vorsichtsmaßnahmen zu beachten: keine Trance zum Autofahren! Ansonsten kann die Trance immer wieder genutzt werden, z. B. auch zum Einschlafen.

Induktion

Und Sie können sich es erst mal ganz bequem machen, noch mal nachfühlen, ob Sie Ihre Haltung noch irgendwie verändern möchten, einfach alles tun, um es richtig angenehm zu haben. Und so kann man sich innerlich schon mal drauf einstimmen, gleich für einige Momente sozusagen in die Zukunft einzutauchen und zu erleben, wie Sie genau dann, wenn die richtige Zeit dafür gekommen ist, die Geburt Ihres Kindes erleben werden ... Dafür machen Sie sich es erst mal wirklich angenehm, können sich noch mal ein bisschen zurechtruckeln, sodass es der Bauch auch angenehm und bequem hat. Können vielleicht Ihren Blick auf irgendeinen Gegenstand oder Punkt hier im Zimmer richten, bis die Augen irgendwann früher oder später einfach Lust haben, sich zu schließen ... Und in solchen Momenten konzentrieren sich viele ganz von selbst auf ihre Atmung, die mit der Zeit gleichmäßiger und ruhiger werden kann. Und Sie können für einen Moment nachfühlen, ob das Baby im Moment grade auch schläft oder ob es gerade munter ist, ein bisschen strampelt oder turnt ... Genau so, wenn Sie die Hände gemütlich auf dem Bauch ruhen lassen und ganz bei sich und Ihrem Kind sind.

Trance

Und wir haben ja alle diese Fähigkeit, uns an Dinge zu erinnern oder uns Dinge in der Zukunft vorzustellen oder sogar beides gleichzeitig zu tun. Und wenn Sie mögen, dann gehen Sie jetzt ein Stückchen in die Zukunft bis zu dem Zeitpunkt, wo für Sie die Geburt auf eine gute Art abgeschlossen ist. Manche sagen vielleicht, das ist dann, wenn ich aus der Klinik nach Hause komme, wenn ich das erste Mal wieder in meinem eigenen Bett schlafe, für andere ist es vielleicht ein späterer Zeitpunkt, wenn sie zur abschließenden Untersuchung bei ihrem Arzt waren, 6 Wochen nach der Entbindung … und für wieder andere ist es vielleicht ein früherer Zeitpunkt. Vielleicht, wenn die Plazenta geboren ist oder wenn Sie aus dem Kreißsaal rauskommen oder, falls Sie zu Hause entbinden werden, wenn die Hebamme sagt, ich geh jetzt dann mal nach Hause und ich komme nachher wieder … Sie können sich diesen Zeitpunkt selbst wählen, wo Sie für sich sagen werden, jetzt ist die Geburt für mich auf eine gute Art abgeschlossen … Und Sie können zu diesem Zeitpunkt in der Zukunft gehen, so wie man sich innerlich auf einer Art Zeitstrahl nach vorne bewegen kann: zu diesem Zeitpunkt, wo Sie vielleicht mit Ihrem Baby im Arm dasitzen und zufrieden und gelöst zurück an die Geburt denken … An den Weg, den Sie da gemeinsam mit Ihrem Kind gegangen sind. Und für viele Frauen fängt die Geburt ja damit an, dass es erst mal so ein bisschen zieht und sie sind sich nicht so richtig sicher: Sind das jetzt ein paar Vorwehen oder sollen das Geburtswehen sein? Aber Sie können sich zu diesem Zeitpunkt in der Zukunft daran erinnern, wie bei Ihnen zur rechten Zeit die Wehen eingesetzt haben … Und für viele Frauen ist es dann am allerbesten, und ich kann mir gut vorstellen, dass es bei Ihnen genauso gewesen sein wird, wenn sie dann einfach mal ganz normal weitermachen, und Sie können sich dabei zuschauen, wie Sie dann einfach vielleicht noch ein bisschen Haushalt gemacht haben oder, falls Sie noch Lust hatten, sich eine Kleinigkeit zu essen gemacht haben, auch noch ein bisschen spazieren gegangen sind, weil Sie genau wussten, dass Ablenkung in der Phase das ist, was Ihnen am allerbesten tut … Und was am allerleichtesten dazu beiträgt, eine zügige und gute Geburt zu haben. Und ich weiß nicht, was Sie da vor sich sehen, in dieser Erinnerung wo Sie spazieren gegangen sind, was Sie erledigt haben, aber sicher haben Sie es ganz genau so gemacht, wie es für Sie am allergünstigsten war, um die Geburt einfach auf eine gute und entspannte Art zu beginnen und so lang wie möglich einfach ein bisschen abgelenkt zu sein und sich entspannt dieser Ablenkung hinzugeben … Genau so, wie es für Sie am allerangenehmsten und am allerbesten war. Und irgendwann war es dann sicherlich so, dass Sie begonnen haben, die Wehen wirklich zu beatmen, wie Sie gemerkt haben, dass es wirklich wohltuend ist, die Wehe sozusagen mit Ihrem Atem zu begrüßen, ihr entgegenzugehen, wie man im Meer den Wellen entgegengeht, und man sieht sie kommen und man spürt sie kommen … Und genau deshalb kann man gut mit diesen Wellen umgehen, wenn man sich ihnen zuwendet. Und Sie konnten sich leicht und sicher mit Ihrer Atmung durch diese Wellen hindurchatmen. Manchmal kam vielleicht so ein Moment, da war das Wasser zu kalt und man hat kurz die Luft angehalten, aber Sie wussten sofort wieder: weiteratmen, ausatmen ... Das Ausatmen ist das Allerwichtigste ... Vielleicht war das der Zeitpunkt, wo Sie die Hebamme angerufen haben, oder jemand anders hat es für Sie erledigt. Oder wo Sie vielleicht auch schon in die Klinik gefahren sind. Und Sie können sich daran erinnern, wie Sie dann weiter gut versorgt wurden und wie weiter dieses sichere Wissen da war, dass Ihr Körper ganz von selbst weiß, wie Kinderkriegen funktioniert, und dabei ist es auch ganz gleichgültig, ob es das erste Kind ist oder das fünfte Kind ... Frauen und ihr Körper wissen, sie wissen es ganz von selbst, wie sie Kinder zur Welt bringen. Und Sie können sich weiter erinnern, wie vielleicht eine Untersuchung dran war, kann sein, dass es in dem Moment nicht ganz angenehm war, liegen zu müssen, oder als der Wehenschreiber dran war. Aber Sie können sich auch daran erinnern, dass Sie sehr gut in der Lage waren, weiterzuatmen und den Wehen weiter entgegenzugehen, so wie man Wellen im Meer entgegengeht, um auch mit größeren Wellen auf eine einfache und leichte Art gut zurechtzukommen ... Und es ist auch ab und zu ganz normal, dass mal plötzlich eine Welle einen überrascht. Dass man vielleicht sogar mit dem Kopf für einen Moment unter Wasser gerät und nicht mehr so richtig weiß: Wie geht's jetzt eigentlich weiter ...? Aber Wellen gehen ja wieder, sie kommen und gehen und erfreulicherweise haben Sie die ganze Zeit ganz bewusst wahrgenommen, dass da immer diese angenehmen und total erholsamen Pausen sind ... Die Welle geht und es kommt eine Pause, in der Sie sich wirklich erholen können, das ist das Besondere und Schöne. Diese Pausen können einem richtig lang vorkommen ... Und ich kenne Frauen, die schlafen während dieser Pausen. Schlafen tief und fest ... Und sie können sich so vollkommen entspannen ... Und das ist eine ganz, ganz gute Art, Geburten zu erleben, indem sie in den Pausen einfach immer wieder schlafen ... Und da ist ganz egal, ob diese Pausen länger oder kürzer sind, sie können die ganze Zeit nutzen, um in Ruhe zu schlafen und sich auszuruhen ... Und genau so werden Sie es gemacht haben. Sie können weiter mit Ihrem Atem, mit den Wellen und den Wehen mitgehen, ganz von selbst, denn Ihr Körper weiß, wie so etwas geht ... Und Sie können sich auch an das Gefühl erinnern, dass Sie und Ihr Kind ein gutes Team waren. Dass auch das Baby ganz von selbst wusste, wie es sich ins Becken einzustellen hat, später zu drehen, Sie und Ihr Kind waren ein wirklich gutes Team in diesen Stunden ... Und Sie können sich weiter erinnern, dass die Wellen und Wehen dann natürlich mit kürzeren Abständen kamen, dass vielleicht auch Momente kamen, wo Sie sich überwältigt gefühlt haben und wo es gut war, dass die Hebamme oder Ihre Begleitperson mit Ihnen mitgeatmet hat. Und dass Sie auch in diesen Momenten wussten – und gerade dann wussten –, dass jede Wehe Sie dem Kind, dem Zeitpunkt, wo Sie Ihr Kleines in den Arm nehmen können und an die Brust, dass jede Wehe Sie dem näher bringt ... Und vielleicht fühlt es sich manchmal so an wie ein riesiger Berg an Wehen, der noch vor einem liegt, aber es ist ganz, ganz sicher, es ist eine ganz begrenzte Anzahl. Man kann sich das sogar ausrechnen, so eine Geburt geht, wenn es schnell geht, zwei Stunden, vielleicht auch länger, acht oder zwölf, kann sein ... Aber auch dann ist es tatsächlich so, dass es nur eine ganz begrenzte Anzahl von Wehen ist. Es ist ein Berg einer gewissen Größe. Vielleicht ist es auch nur ein Hügel. Aber ganz sicher können Sie nach jeder Wehe und jeder Welle, die Sie erlebt haben, diese hinter sich ablegen und wissen: Was vor Ihnen liegt, ist jetzt wieder kleiner geworden. Und was hinter Ihnen liegt, ist wieder größer geworden. Ganz, ganz sicher ... Und Sie können sich weiter erinnern, wie Sie die Geburt selber gestaltet haben. Ob Sie sich entschieden haben, auf einem Ball zu sitzen oder in die Wanne zu gehen, ob Sie viel rumgelaufen sind oder sich eher auch mal hingelegt haben. Sie können sich das alles anschauen und wissen, dass Sie, weil Sie sich während der Geburt entschieden haben, es so oder so zu machen, dass Sie sich da ganz und gar auf Ihren Körper und Ihr Gefühl verlassen konnten ... Sie wussten ganz von selbst, was gerade jetzt für Sie passend ist ... Sie hatten dieses gute und sichere Gefühl, dass Menschen um Sie herum sind, die Sie unterstützen und die Ihnen helfen und die Ihnen gleichzeitig auch die nötige Ruhe lassen. Vielleicht war es bei Ihnen so wie bei vielen Frauen, dass dann irgendwann diese Übergangswehen kamen und die können manchmal schon wirklich ganz schön anstrengend und auch schmerzhaft sein. Manchmal ist es vielleicht wirklich so ein Gefühl gewesen, als würde alles über Ihnen zusammenbrechen, vielleicht mussten Sie dann gleichzeitig aufs Klo und es ist Ihnen schlecht geworden. Aber Sie wussten, das ist alles ganz normal und das ist alles ein gutes Zeichen, das heißt einfach, Sie sind jetzt in der Übergangsphase und der Muttermund ist vollständig geöffnet, das Kind macht sich bereit für die letzte Etappe ... Ihr Körper macht sich bereit, indem er vielleicht auch noch manches hergibt, was er jetzt gerade nicht mehr braucht. Und für viele Frauen ist es schon eine harte Phase und viele sagen an der Stelle, jetzt hätte ich aber noch gerne eine PDA, und dann lacht die Hebamme und sagt: »Die brauchen Sie gar nicht mehr, Sie werden bald Ihr Kind im Arm halten.« Und diese Phase, die dauert manchmal ein paar Minuten, vielleicht auch eine Viertelstunde. Und die kann einem schon mal lang vorkommen und trotzdem ist es auch hier so: Jede einzelne Wehe bringt Sie Ihrem Kind näher ... Und auch hier gibt es trotzdem noch Pausen, um sich zu entspannen. Und Sie können sich daran erinnern, wie Sie die Pausen weiter nutzen konnten. Manchmal sind sie in dieser Phase unregelmäßig, mal kürzer, mal länger. Es kommen auch mal zwei Wehen ohne Pause hintereinander und es ist alles ganz in Ordnung so und das wussten Sie ganz genau. Sie konnten sich immer darauf verlassen ... auf dieses innere Wissen. Dann schließlich werden Sie sich daran erinnern, wie gegen Ende der Geburt die Wehen sich begonnen haben zu verändern, wie Sie das Gefühl hatten, Sie können jetzt drücken oder pressen, Sie wollen jetzt etwas rausschieben und es ist auch ganz genau richtig so ... Und so werden Sie sich daran erinnern, wie Sie vielleicht irgendwie erstaunt waren über dieses Wissen ..., ganz genau zu spüren, wie das geht ..., und über diese Kraft. Für viele Frauen ist es auch so, dass sie in der Phase so eine merkwürdige Art von Lust daran spüren, zu schreien, richtig laut zu werden, und es ist eine ganz besondere Art von Schreien. Mit einer ganz besonderen Kraft dahinter. Und obwohl die Wehen an der Stelle vermutlich auch noch auf eine Art schmerzhaft sind, ist da auch so eine spezielle Art von Erleichterung, jetzt etwas tun zu können, und auch irgendwie so eine Art von Lust daran, diese ganze Kraft jetzt aufzubringen und das Kind rauszuschieben ... Und auch an der Stelle werden Sie sich daran erinnern, dass Sie und Ihr Kind so gut zusammengearbeitet haben. Ihr Kind hat sich auf genau die richtige Art zusammengefaltet und gedreht. Den Nacken gebeugt und wieder gestreckt und Sie haben auf genau die richtige Art diese Kraft genutzt, um Ihr Kind ans Licht der Welt zu bringen. Mit aller Kraft, die Sie dafür aufbringen konnten ... Und genau diese Kraft haben Sie genau richtig dosiert ... Genau so war es gut. Vielleicht erinnern Sie sich noch an diesen Druck, an das seltsame Gefühl, den Kopf in der Scheide zu spüren, das Gefühl, wie er auf den Damm drückt, so ein Brennen. Und sicherlich war es Ihnen an der Stelle auch völlig gleichgültig und

Sie hatten einfach gar keinen Grund, darüber nachzudenken, ob dieser Damm jetzt hält oder ob es einen kleinen Riss gibt, der völlig harmlos ist und der später, wenn es denn so war, ganz von selbst bestens verheilt ist. Aber in diesem Moment, da wollten Sie einfach nur Ihr Kind nach draußen schieben und haben gleichzeitig ganz genau gehört, wie die Hebamme Ihnen Tipps oder Anweisungen gegeben hat, und Sie konnten sich ausgezeichnet daran orientieren, diesen Halt nutzen ... Genauso wie der Halt da war, dass eine liebe Person Sie begleitet hat. Und dann eine letzte Anstrengung. Sie haben gespürt, der Kopf ist da, vielleicht hat es auch die Hebamme gesagt, aber Sie wussten es auch so. Und danach noch eine letzte harmlose Welle oder Wehe, mit der Sie dann den Körper rausgeschoben haben. Sie werden sich sicher voller Rührung daran erinnern, wie dann Ihr kleines Würmchen da lag, die Nabelschnur noch pulsiert hat, vielleicht hat es schon leise gequäkt, war ein bisschen blutig und hatte noch ein bisschen Käseschmiere und vor allem diesen Geruch nach Fruchtwasser ... Sie haben Ihr Kleines vielleicht sofort genommen, sich auf den Bauch gelegt oder legen lassen und diese ganz besonders weiche Haut gespürt und diesen ganz besonderen Geruch gerochen, den nur Neugeborene haben. Und in diesem Moment sind alle Mütter unglaublich erleichtert und froh, einfach glücklich, dass sie es so gut geschafft haben .... Manche haben auch gleich eine innige Verbindung zu ihrem Kind und bei anderen darf es noch ein bisschen dauern. Das ist völlig normal. Ganz egal, ob Sie in diesem ersten Moment schon so etwas wie Liebe gespürt haben oder ob das erst ein bisschen später kam, Ihr Körper wusste ganz genau, wie sehr Sie und Ihr kleines Kind zusammengehören. Ihr Körper wusste ganz genau, der Platz für dieses kleine Kind ist auf Ihrem Bauch oder an Ihrer Brust und in Ihren Armen. Dort gehört es hin. Und dieses kleine Kind dort zu halten und warm zu halten und zu streicheln und ihm dann die Brust zu geben, es zu küssen und es zu riechen, war genau das, was Sie in dem Moment wollten und was Ihnen und dem Kleinen am allerbesten getan hat ... Vielleicht ist in dem Moment wirklich die Welt ein bisschen stillgestanden, da waren nur Sie und Ihr Kind, vielleicht noch diejenigen, von denen Sie begleitet wurden ..., und es war ein ganz wunderbarer Moment, an den Sie sich später noch ganz genau erinnern werden ... Und der Sie Ihr ganzes restliches Leben begleiten wird. Und wenn Sie zurückdenken in diesem ganz speziellen Moment, wo Sie dann irgendwann sagen, damit ist die Geburt jetzt für mich abgeschlossen, vielleicht nachdem die Nachgeburt kam, die sich lustigerweise angefühlt hat, wie sich vielleicht Hühner fühlen, wenn sie ein Omelett legen, das sie ganz locker rauslassen können. Oder vielleicht, dass Sie auch irgendwann später zurückdenken und sagen, ja, so war die Geburt, so gut hab ich das hinbekommen ... Der Zeitpunkt, zu dem Sie wirklich absolut stolz auf sich sein werden. Und vielleicht wird es später im Leben immer mal wieder Momente geben, wo etwas schwierig ist, wo etwas schmerzhaft ist und wo Sie ganz von selbst zurückdenken und wissen, hey, ich hab schon ein Kind gekriegt, was soll mir da diese Geschichte noch anhaben ... Sodass es eine ganz, ganz gute und kräftigende Erfahrung für Sie sein wird ... Und gleichzeitig auch der Beginn einer wunderbaren Beziehung zu Ihrem kleinen Baby, das Sie so gut zur Welt gebracht haben.

Exduktion

Und Sie können sich dann wieder hierher zurückorientieren, wieder ganz hier im Raum ankommen mit dieser lockeren Gelöstheit, und Sie werden wissen: Diese Geburtsgeschichte wird genau dann beginnen, wenn für Sie und für Ihr Kind die richtige Zeit da ist.

Zusätzlich können in der *dritten Sitzung* bei Bedarf noch bestimmte weitere Themen bearbeitet werden, zum Beispiel, wenn die Frau spezielle Sorgen in Bezug auf einen bestimmten Aspekt der Geburt oder schlechte Vorerfahrungen von der letzten Entbindung hat oder unter Schwangerschaftsbeschwerden leidet.

Oft werden jedoch zwei Sitzungen für einen erfreulichen Geburtsverlauf völlig ausreichen und als Therapeutin dürfen Sie sich auf die hübschen Geburtsanzeigen freuen, die Sie oft zugeschickt bekommen werden.

Meine »Wechsel«-Jahre

Anne M. Lang

Einführung

In einem Buch von Frauen für Frauen dürfen typische Lebensabschnitte im Leben einer Frau nicht fehlen:

Geburt, Pubertät, Mutter-/Tochter-Sein, Beruf und Familie, Menopause oder Wechseljahre usw., und dies jeweils in den unterschiedlichen Rollen. So wurde man selbst geboren und in einer anderen Rolle gebärt man selbst als Mutter. Wir stehen als Frau in einer Generationenreihe von Frauen.

Klimakterium heißt »Schwelle«. Und Menopause ist ein in der ersten Hälfte des 19. Jahrhunderts entstandener Begriff mit der ursprünglichen Bedeutung »Aufhören der Monatsblutungen« von griechisch μήν, *mēn,* »Monat«, und ϖαch, *paūsis,* »Ende«.

In der folgenden Trance vergleiche ich diese Zeit mit einem Flussabschnitt im gesamten Verlauf des Flusses. Der Fluss ist vielleicht schon breiter geworden und tiefer. Es könnte z. B. der Flussabschnitt des Rheins bei Bonn sein oder der Flussabschnitt eines Flusses, den Sie kennen.

Die Trance spielt mit der Metapher des Flussabschnittes.

Während das Bewusste diese Metapher hört, sich interpretierend damit beschäftigt, wie sie wohl die Phänomene der Wechseljahre verdeutlichen kann, kann das Unbewusste auf ganz andere Weise dazu beitragen, die Metapher zu nutzen, z. B. so, dass die für sie entscheidenden Stellen im Gedächtnis haften bleiben und *unterschwellig* hilfreich wirken.

So tragen beide – Bewusstes und Unbewusstes – auf ihre besondere Art zu einer guten Unterstützung bei. Sie brauchen sich noch nicht einmal darum zu kümmern, dass die Trance gut wirkt.

Und was machen Sie dann selbst?

Na, Sie selbst können sich dabei erlauben, sich zu entspannen, sich geborgen zu fühlen, ruhig und angenehm wohlig in Trance. Vielleicht sind Sie sehr nach innen gerichtet, aber Sie kommen dann danach fester und sicherer in sich ruhend in die äußere Wirklichkeit zurück.

Der Text hat viele Pausen, damit die Leserin/Hörerin an diesen Stellen die Angebote für sich und ihre Lebenssituation anpassen kann.

Eine solche Anleitung ist immer so etwas wie ein Gedicht.

Das meint, wie die Leserin/Hörerin sie für sich verwertet, ist ihre gestaltende Aufgabe.

Natürlich sind meine Anleitungen in einer von viel Erfahrungen geprägtes hypnotischen Sprache geschrieben, natürlich verfolgen Sie die Regeln fachlich guter Anleitungen, aber Ihre eigentliche Situation, Ihre Zielabsichten und Ihre besonderen Fähigkeiten, die Anleitung für sich zu nutzen, werden Sie selbst beifügen.

Dass Ihr individueller Bezug besonders herausgearbeitet werden kann, ist ja sonst der Sinn von psychologischen Einzelgesprächen. Diese Aufgabe werden Sie jetzt für sich selbst übernehmen. Dazu helfen die folgenden Fragen:

- Wozu möchten Sie diese Trance-Anleitung nutzen?
- Wohin soll's für Sie gehen?
- Was ist Ihre Ausrichtung?
- Was in der Anleitung unterstützt Sie dahin am besten?
- Was bringt die Anleitung Ihnen im Besonderen?

Induktion

Geh so in Trance, wie du das von dir kennst.

Wie machst du das sonst?

Wie verändert sich z. B. das Blickfeld, wenn du einen äußeren Punkt fixierst und dann da hindurch nach innen gehst?

Der Augenschluss ...

Wenn die Augen sich äußerlich schließen, kannst du anders in Kontakt mit dir kommen ...

Wie ist dann der Kontakt mit dir innerlich: konzentrierter oder leichter oder weiter ...?

Wie fühlt es sich für dich an? ...

Unwillkürlicher? ...

Ganzheitlicher? ...

Stimmiger mit dir? ...

Dann geh genau so tief in Trance, wie es für dich zu diesem Thema passt ...

Sei hier und doch ganz bei dir.

Halte Kontakt mit den Worten hier und bleibe doch ganz bei dir.

Nutze die angebotenen Worte und Bilder, um deinem inneren Faden zu folgen und den Weg zu gehen.

Bleibe in Kontakt mit der Stimme der Anleitung, die hilft, dich noch mehr auf dich zu fokussieren.

Jederzeit kannst du aber auch wieder die Augen öffnen und in die äußere Wachheit gehen.

Das wirst du sowieso am Schluss machen.

Aber das, was sich in der Zwischenzeit an Gutem entwickelt hat, wird in dir weiter ruhen und dir Unterstützung geben für deinen eigenen heutigen Weg ...

Achte darauf:

Welche Stelle dieses Trancetextes wird besonders und nur für dich bestimmt angemerkt worden sein?

Die Leute sagen: Wechseljahre. Früher sollen sie auch Stufenjahre genannt worden sein.

Und heute ... vielleicht ... Erntejahre? ...

Vielleicht braucht es sogar neue Wörter, da sich die Zeiten ändern. Was früher älter war, kann heute noch mitten im Leben sein. Wir leben länger. Frauen erleben diese Lebenszeit auch jeweils anders; wann die Menopause eintritt und wie sie verläuft; in anderen Kulturen erleben sie Frauen wieder anders – positiv ...

Man kann sie also gestalten. Wie wünschst du dir dein Umgehen damit?

Und gerade als Frau kannst du so diese Zeiten in deinem Leben bewusster erleben:

Stufen, Etappen, Wechsel und Fließen.

Was möchtest du, wie du sie erlebst? ...

Wie willst du dem natürlichen Fluss des Lebens an dieser Stelle und an diesem Flussabschnitt folgen? ...

Leben ist Prozess. Leben ist ein Fluss. Wie ein Lebensfluss.

In deinem Fluss bist du als Frau an diesem Flussabschnitt heute angekommen ...

Dein Fluss in der Lebensmitte ...

Der Lebensfluss hat Seitenarme ..., Zuflüsse ..., Abflüsse ..., Lagunen und bleibt doch ein Hauptfluss.

Wie sieht dieser aus? ...

Wie willst du ihn jetzt gestalten? ...

Der Fluss hat sich zur Mitte seines Laufes verändert ...

Schau dich um. Was siehst du? Was ist alles zu sehen? ...

Man kann sogar von oben darauf gucken. Von einem Ballon aus oder von einem Helikopter ...

Ist der Fluss bedächtiger in sich geworden, kann er die Geschwindigkeit gelassen reduzieren? ...

Seine Bögen und Schleifen ...

Wie findest du die?

Wie gehören sie dazu?

Wie sehen die Ufer aus? ...

Was kann man am Ufer sehen? ...

Sind da am Rande: Bäume, Wiesen, Wald, Häuser, Menschen? ...

Was an Lebenserfahrung zeigt sich? ...

Was führt der Fluss jetzt mit sich? ...

Treibholz? Woher? ...

Fische? Welcher Art? ...

Algen und Flusspflanzen? ...

Wird der Fluss das an gegebener Stelle ablagern oder weiter mitführen wollen? ...

Will er damit in seinen Wellen spielen? ...

Gibt es Abfälle und Industrieverschmutzungen? ...

Und wie kann sich der Fluss selbst davon reinigen mit der Zeit? ...

Wie geschieht seine Selbstreinigung? ...

Er hat natürliche Wege, sein Wasser zu klären, wenn es trüb ist ...

Dann kommen die Fische auch wieder ...

Ein Fluss hört so viel. Was hört dein Fluss? ...

Den Wind, die Vögel, Motoren der Schiffe, Verkehr, Menschen, Leben ringsum.

Welche Melodien begleiten ihn?

Welche eigene Melodie bestimmt ihn? Was ist sein Lied?

Regen, Sonne, Wind, Strömung, die Jahreszeiten.

Ruhen, schlafen, sich gesund (er)nähren, innere Klimaänderungen, Bewegungen.

Für den Fluss ist alles natürlich und Natur.

Der Fluss ist immer in Bewegung und doch ruht er in sich.

Er ruht in seinem Flussbett. Das besteht aus Steinen oder Sand oder Schlick.

Ruhig gleitet er dahin ...

Wie geht er heute mit Starkregen und Unwetter um? ...

Welche Flussauen hat er zum Ausgleich bei Überschwemmung entwickelt? ...

Und dann die Uferbefestigung ...

Sandbänke ...

Spazierwege und Radwege am Ufer ...

Weidenbäume, die mit ihren Zweigen ins Wasser reichen ...

Wie bei Sonne und Hitze? ...

Wie bei schönem frischen Wetter? ...

Welche Freuden und Stärken hat er in sich? ...

Ist es die Kühle am Ufer bei Hitze? ...

Sind es die spielenden Kinder am Rande? ...

Sind es die Jugendgruppen am Ufer, die grillen und Musik machen? ...

Welche Schiffe trägt er? ...

Und was führen diese mit sich? ...

Touristikschiffe mit Urlaubern. Lastschiffe mit Transportware. Flusskreuzfahrtschiffe.

Wie ist die Strömung?

Am Rande, in der Mitte – wie da jeweils anders? ...

Sie kann sich ändern je nach Flussabschnitt oder Jahreszeit ...

Tauwetter und viel Wasser, Überschwemmung – Sommer und Niedrigstand ...

Flussbänke, Kiesel, Sand, Strand ...

Und jeder Fluss führt eine Atmosphäre mit sich ....

»Du steigst niemals in denselben Fluss«, sagt der Philosoph ...

Das Wasser ändert sich ständig – der Fluss bleibt ...

Der Fluss hat einen Namen ...

Welchen? ...

Ist der Fluss lieblich oder stark oder romantisch oder geruhsam oder je nachdem ...?

Stimmungen am Fluss wechseln, bleiben, wiederholen sich ...

Was gefällt dir am besten an diesem deinem Fluss? ...

Maler malten den Fluss ... Jedes Bild ein anderes ...

Zu jeder Tageszeit, zu jeder Jahreszeit, bei jedem Wetter ist der Fluss der Fluss.

Ein Fluss ist ein Fluss.

Der Fluss im Nebel, der Fluss am Morgen, der Fluss vor Beginn des Tages ...

Der Fluss in der Mittagssonne ...

Der Fluss am Abend? ...

Nachts gleitet der Fluss gelassen im Schlaf. Ruhe ...

Wahrscheinlich hat aber jeder Fluss sein Geheimnis ...

Wenn der Fluss in der Sonne glänzt und sich diese glitzernden Streifen wundersam über ihn legen, sagte man früher, das ist das »Flussgold«, der Schatz im Fluss.

Versenkt von den Vorfahren. Der Fluss bewahrt es auf ...

Was ist dein Flussschatz? ...

Man schaut auf die glitzernde Strömung und kann Glück empfinden.

Angenehme Wärme, glitzernde, angenehme Helligkeit.

Du kannst sein wie so ein Fluss, dein Fluss.

Und wenn du jetzt zurückkommst, hilft dir das Bild des Flusses möglicherweise, mehr mit dir verbunden sein zu können.

Dich stärker zu fühlen und auch mit der Natur verbunden.

Leben ist Natur, beim Fluss wie bei dir.

In jeder Lebenszeit und auch gerade heute zur heutigen Lebenszeit.

Exduktion

Und dann komme zurück ...

in deinen außenorientierten Bewusstseinszustand.

Genauso, wie du in Trance hineingegangen bist,

kannst du dann auch wieder aus der Trance nach außen treten.

Innerlich bleibt deine gute Erfahrung und

vielleicht begleitet dich ein Bild aus der Trance, das du mitnimmst in den Tag

... und, das dich heiter stimmt!

... Oder ein Bild, das dich stärker stimmt.

... Oder ein Bild, das dich versöhnlicher stimmt.

Wie wird heute diese Trance wirken?

Höre die Zahlen: 5–4–3–2–1–0 und du bist wieder erfrischt da im Außenraum.

Und hast zusätzlich dein Trancewissen immer dabei.

VI Trancen selbst gestalten

Die Placebo-Trance

Dorothea Thomaßen

Einführung

Wer als Dozentin eine gute Demonstration macht, erfährt manchmal, dass das ein zweischneidiges Schwert sein kann: Was elegant und schlüssig daherkam, kann die Seminar-Teilnehmerinnen entmutigen. Sie sagen beispielsweise: »Bei Ihnen sieht das so leicht aus, aber ich weiß nicht, wie ich das machen soll.« Gerne schließen sie einen Katalog von Fragen an, bei dem ich das Gefühl bekomme, dass es sich vielleicht um eine Vermeidungsstrategie handeln könnte. Zudem glaube ich, dass dieses Frage-Antwort-Spiel zwar die Kognition erweitert, der Schlüssel zu einer guten Tranceanleitung aber in der inneren Haltung liegt. Wenn Form und Inhalt kongruent sind und die Aufmerksamkeit zentriert ist, wird die therapeutische Arbeit elegant, beiläufig und effektiv. Orientiert sich eine Teilnehmerin hingegen zu sehr an einem Vorbild, kann sie genau dadurch den Kontakt zu ihren eigenen Ressourcen verlieren. Manche Leserin mag sich schon bei der Lektüre eines Buches wie diesem fragen, ob sie denn selbst je eine solche Trance entwickeln kann.

Die Placebo-Trance entstand während eines Seminars als Gruppentrance. Sie kann auch im Einzelsupervisionssetting hilfreich sein. Darüber hinaus ist es hier eine interessante Frage, welche Wirkung das Gelesene auf Sie als Leserin hat.

Die Trance betont zwei Aspekte:

1. Nicht die Therapeutin heilt, sondern Spiegeln aktiviert die Selbstheilungskräfte der Klientin.
2. Trotzdem hat die therapeutische Haltung Gewicht, denn zu viel Nähe beschränkt die Funktion eines Spiegels ebenso wie zu viel Distanz oder Wackeln. Nur die stille Oberfläche eines Sees reflektiert ein klares Bild und es braucht Raum, sich aus verschiedenen Blickwinkeln zu betrachten. Es hilft der Klientin, sich im Spiegel der Therapeutin selbst zu erkennen, wenn diese in einem guten Abstand ruhig und zentriert ist.

Eine Hypnose-Devise lautet: »Man kann in Trance gehen und in Trance lernen, in Trance zu gehen.« Dem möchte ich hinzufügen: »Man kann in Trance lernen, Trancen anzuleiten.« Wenn Perfektionismus eine Übungseinheit sperrig werden lässt, bringt die Placebo-Trance wieder Neugier und Heiteres ins Spiel. Sie kann nach der Mittagspause auf Leichtigkeit einstimmen, aber auch einen Tag oder ein Wochenende mit einem: »So wie es geht, geht's gut genug« abschließen. Strukturell ist sie ein Leporello, Induktion, Mitte und Exduktion gehen fließend ineinander über. Lassen Sie uns beginnen:

Induktion

Machen Sie es sich *einfach* bequem ... und so, wie es geht, ist *gut genug* ... Schauen Sie sich gerne noch mal um, bevor Sie Ihre Aufmerksamkeit auf sich selbst richten und Ihrem Atem lauschen ..., und wie fühlt sich dieser Atem an ..., um *einfach mal nur da zu sein* ..., und so, wie es geht, ist gut genug.

Trance

Sie wissen, wir kommunizieren nicht nur mit *Worten*, ... sondern ... unsere *Stimme und Körper reden* mit. Während meine Worte also *das eine* sagen, kann der Körper das Gleiche ... *oder eben etwas ganz anderes können.*

Wenn Sie in einem Workshop eine gute Demonstration gesehen haben, *das sieht oft so leicht*, so *natürlich* aus. Und ja, Sie haben die Erklärungen verstanden und gleichzeitig ..., es nun tun sollen ..., fühlt sich noch eckig und sperrig an und vielleicht denken Sie sogar, *das kann ich* nie ... und dann sollen Sie *üben. Aber wie?*

Der Apotheker Emile Coué, ein Pionier der Hypnose im 18. Jahrhundert, hat zwei Gesetze formuliert.[15] Das erste Gesetz lautet: ... *Ein Gedanke will sich verwirklichen* ... und Sie haben den Gedanken schon gehabt, Sie möchten eine gute Trance anleiten können. In Ihnen *ist schon etwas unterwegs* ..., hat sich ein Vorbild genommen ..., möchte es *genauso gut können.* Doch dann kommen Zweifel, Sie zögern und stehen ein bisschen neben sich. *Wie* ging das Ganze noch mal?

Die Worte und die Haltung, das Verbale und das Non ...

Das zweite Gesetz von Coué scheint dem ersten zu widersprechen, es heißt: ... Von der gegenteiligen Wirkung der Anstrengung ... Sie können es nicht erzwingen, deshalb ... *machen Sie es sich doch leicht.*

15 Vgl. Brauchle 1954, S. 13 ff.

Aber das ist es doch gerade, es ist nicht leicht, an so vieles gleichzeitig zu denken …

Wussten Sie, dass Sie Verbündete haben?

Michael Balint[16] sprach einmal von der *Droge Arzt* und er meinte damit, … dass Therapeuten nicht nur *wirksam* sind durch das, was sie tun, sondern … dass sie *einfach durch ihr Dasein* … zum Spiegel für die Selbstheilungskräfte im Patienten werden. … *Einfach nur da sein, … ein Spiegel sein* …, und Sie können Selbstheilungskräfte aktivieren. Sie könnten sich also sagen: »Ich bin eine *Droge*. Ich bin ganz *toll*, durch mein bloßes Dasein kann ich schon *starke Kräfte aktivieren*, wow!«

Ich sehe, Sie lachen. … Nicht so *leicht*, so zu reden, wenn man sich etwas verzagt fühlt und eben noch gedacht hat, … *das kann ich* nie. Dann passt das Verbale und das Non… nicht so *gut zusammen*. … Viel*leicht* ist der Schritt: »Ich bin eine *Droge*« ein bisschen zu groß. … viel*leicht* ginge ja die folgende Autosuggestion: »Ich bin ein *Placebo*. … Ich kann *gar nichts* und doch … Ich habe eine wundersame Wirkung.«

»Ich bin ein Placebo. Ich kann *gar nichts* und doch habe ich eine wundersame Wirkung.« … Was für ein Placebo wären Sie denn? … eine Kapsel oder Tablette? Sind Sie ein Serum, eine Infusion, eine Spritze? Von welche Farbe, … wie ist die Konsistenz … und der Geruch? Und *ein gutes Placebo* … darf *ruhig* auch ein bisschen bitter sein. Was für ein Placebo sind Sie? Ein Placebo, … ein »Ich werde gefallen«, ein »Ich kann gar nichts« und doch diese wunderbare Wirkung, … als Spiegel der Selbstheilungskräfte des Patienten.

Des Nachts … im Dunkeln steht manchmal der Mond am Himmel und taucht alles in sein zauberhaftes Licht. … Nächte zum Spazierengehen und Träumen … Es ist so schön, den Vollmond anzuschauen. Und wenn man geht, … *der Mond geht mit*. Er bleibt beim Gehen an unserer Seite, *einfach so*. Dabei: … wir sehen den Mond gar nicht. Der Mond ist nur ein *großer runder Stein*, der in der *kalten dunklen* Weite des Weltalls sich zuerst mal *nur um sich selbst* dreht, nur um sich selbst …, immer und immer nur um sich selbst. … Und ist ein Spiegel, … ein Spiegel für die Sonne, ihr *Licht von irgendwo auf der anderen Seite* der Erde. Das Licht von der anderen Seite. Der Mond ist ein Placebo, ein

16 Siehe Balint 2001.

riesig großer runder Stein, ... dreht sich nur um sich selbst, er kann gar nichts, ... ist nur ein Spiegel, spiegelt eine andere Kraft ... und hat doch eine *wunderbare* Wirkung.

Ebbe und Flut, *kommen und gehen*, ich habe gehört, in Küstennähe werden die Kinder vermehrt bei Flut geboren und die Menschen sterben häufiger bei Ebbe. Die Hölzer für eine Stradivari werden in einer bestimmten Mondphase geschlagen und der Zyklus der Frau, der Monat, der Mond.

Und die Dichter haben ihn besungen:[17]

> Der Mond ist aufgegangen,
> die goldnen Sternlein prangen
> am Himmel hell und klar.
> Der Wald steht schwarz und schweiget,
> und aus den Wiesen steiget
> der weiße Nebel wunderbar.

Der Mond, ... nur ein *Placebo*, ... kann gar *nichts* ... und hat doch ... diese *wunderbare* Wirkung.

> Und in der dritten Strophe heißt es:
> Seht ihr den Mond dort stehen?
> Er ist nur halb zu sehen
> Und ist doch rund und schön.
> So sind wohl manche Sachen,
> die wir getrost belachen,
> weil unsre Augen sie nicht sehn.

Der Mond, ... nur ein *Placebo*, ... kann gar *nichts* ... und hat doch diese *wunderbare* Wirkung.

Die wunderbare erste Strophe von Matthias Claudius:

> Der Mond ist aufgegangen,
> die goldnen Sternlein prangen
> am Himmel hell und klar.
> Der Wald steht schwarz und schweiget,
> und aus den Wiesen steiget
> der weiße Nebel wunderbar.

17 Siehe Claudius 1988, S. 56.

Und man sieht es nicht ..., wenn der Mond da so ruhig steht, ... dass er sich um seine eigene Achse dreht. ... und das können Sie vom Mond lernen, sei *zentriert und kreise um die eigene Achse.* ... denn diese *Drehung* hält ihn in seiner Umlaufbahn, ... im richtigen Abstand. Er kann *gleichzeitig so viele* Menschen auf ihren so *unterschiedlichen Wegen* begleiten. Und die eine geht hierhin, der andere dorthin. ... Der Mond *bleibt auf seiner Bahn,* ... er hat einfach den *richtigen Abstand.* Und *spendet das sonnige Mondlicht jedem,* ... egal was er tut.

Und wie der Mond Sie begleitet, ... wie er an Ihrer Seite bleibt, wenn Sie im Vollmond spazieren gehen oder Auto fahren. ... Vielleicht saßen Sie als Kind einmal auf der Rückbank eines Autos, ... das in einer Vollmondnacht durch eine lange Allee fuhr, und hinter jedem Baum tauchte der Mond wieder auf. ... Hallo Mond ... *Begleitet* und *geborgen* im Mondscheine, ... dem gespiegelten Sonnenschein, das Licht einer noch größeren Kraft. ... Wer in die Sonne schauen wollte, würde erblinden. Doch im Spiegel des Mondes können Sie in die Sonne schauen ... ausgerechnet in der Nacht ..., während der Mond auf seiner Bahn bleibt, ... so gut in sich selbst zentriert ist.

Der Mond ist nur ein Placebo, ein großer, kalter Stein in der Weite des Alls ... und ein Spiegel für eine größere Kraft. ... Kann nichts und hat doch eine wunderbare Wirkung. ... Und was für ein Placebo sind Sie? ... Welche Größe, Farbe, Form, welchen Geschmack? ... Als Spiegel für die Selbstheilungskräfte des Patienten?

Placebo oder doch lieber eine Droge, wie Balint sagte? ... Was macht es Ihnen leichter, zentriert in Ihrer Umlaufbahn zu sein und zu spiegeln? »Ich bin eine *Droge.* Ich bin ganz *toll,* durch mein bloßes Dasein kann ich schon *starke Kräfte aktivieren,* wow.« Oder: »Ich bin ein *Placebo.* Ich kann *gar nichts* und doch habe ich eine wundersame Wirkung.«

Der zweite Satz von Coué lautet: »Von der gegenteiligen Wirkung der Anstrengung«. ... Er lässt sich umformulieren: »Förderlich ist *Leichtigkeit.*« Sei einfach, ... nimm's leicht ... Sei vielleicht einfach da.

Denn der Gedanke, der sich verwirklichen möchte, ... ist doch auch schon da. Sie möchten die Übung gut machen. ... Lassen sich Zeit, ... sich nonverbal, sich *still und schweigend zuerst in sich* selbst zu zentrieren, um dann auf eine *stabile* Umlaufbahn zu kommen ... Wenn Sie jetzt da sind, ... gut in sich ... auf Ihrer sicheren Bahn, in gutem Abstand ..., dann können Sie ein Spiegel sein. Damit Worte und Haltung, ... Körper und Stimme ..., das Verbale und Nonverbale ihre Wirkung entfalten können.

Und machen Sie es *nicht* genauso, wie Sie es in der Demo gesehen haben, ... auch ich könnte es nicht noch mal genauso machen ... *Machen Sie es wie Sie* ... und so, *wie es geht*, ist *gut genug*!

Exduktion

Und wenn Sie beginnen, ... sich wieder mehr nach außen zu orientieren ... Wie fühlt sich gerade der Atem an? ... um sich im *eigenen Rhythmus* ... so nach außen zu orientieren, ... dass Sie *gut bei sich bleiben*, wenn Sie die Augen öffnen, die Arme recken und strecken und nochmals gut durchatmen.

Eine Frage bleibt: Wie hat sich diese Trance auf Sie als Leserin ausgewirkt? Geben Sie sich selbst die Antwort. Wer könnte es besser?

Anstelle eines Schlusswortes: Die Perlen sammeln

Ghita Benaguid

Induktion

Und während jetzt wohl viele verschiedene Trancen bunte Eindrücke in Ihnen hinterlassen haben und ein Teil Ihres professionellen Bewusstseins sich vielleicht schon auf die Suche gemacht hat und sich fragt, wie sich wohl all diese Trance-Erfahrungen bewusst oder unbewusst in Ihre Tätigkeit integrieren werden ..., gleichzeitig dieses tiefe Vertrauen in sich selbst ..., vielleicht ein in funkelnden Sternenstaub getauchtes Gelb ..., und das Wissen um den Zugang und das Zauberwort zur eigenen inneren Schatzkammer, welche nur Sie kennen ...

Sich zu fragen, ob sich durch das Lesen ... im Fluss der Weisheit ... neue Wege wie von selbst eröffnen ... beim Suchen und Finden. »Wer suchet, der findet«, wer sagte das noch? Und ob Sie diese ewig alten Ratschläge, wie es richtig und besser geht, vielleicht schon nicht mehr hören können ..., aber gleichzeitig einfach dem eigenen Atemfluss folgen, diesem ureigensten Rhythmus, den wir alle in uns tragen von Geburt an ..., hinspüren und den ganzen Atemraum wahrnehmen, diesen inneren Freiraum, und zugleich auf die ganz eigene Art und Weise für sich sorgen, wie Wellen im Fluss des Lebens ..., die Weisheit des Flusses ..., von Geburt an im eigenen Rhythmus einatmen ..., ausatmen ..., Atempause. Zur rechten Zeit aufnehmen, was gut tut, ... und sich darauf verlassen können: Der Körper weiß, was er braucht, sowieso. Atemzug für Atemzug einfach das Außen vorbeifließen lassen und sich dem Atemfluss tiefer überlassen ..., um nur das aufzunehmen, was Anklang findet. Im eigenen Rhythmus, sich sammeln, im Kontakt mit sich selbst, dem Takt des Herzens folgen.

Trance

Nun möchte ich Sie einladen, auf Ihrem Lebensbogen zu reisen, vielleicht wie in dem Märchen aus Tausendundeiner Nacht auf einem fliegenden Teppich oder dem Rücken einer Schildkröte ... zurückzureisen, zu einer Situation, in der Sie sich beruflich besonders kompetent gefühlt haben, und einfach neugierig zu sein, was da auftaucht und wenn ja, aus welcher Zeit? ...

Und kennen Sie diese märchenhaften Geschichten aus Tausendundeiner Nacht, die wohl älteste Psychotherapie der Welt, wo Scheherazade durch ihre Weisheit andere Frauen rettet ...? Gleichzeitig – miteinander – nebeneinander ... »alles ist mit allem verbunden« ... die Weisheit der Frauen ... suchen ... und finden ...

Sich kompetent fühlen im Kontakt ..., die eigene Weisheit ... Vielleicht gibt es auch mehrere Situationen und Sie entscheiden sich einfach für eine, die gerade besonders stimmig erscheint ...

Und da gibt es dieses Wissen, dass ein Edelstein vielfältig zerteilt werden kann, und wenn dann die Einzelkristalle geschliffen werden, zeigen sie immer noch etwas von der Schönheit des Ursprungssteins. Nicht so bei einer Perle. Ihre Besonderheit besteht in ihrer Einheit und Einmaligkeit. Dabei sind ihre Herkunft und das Material alles andere als edel. Ein Sandkorn oder irgendein anderer Fremdkörper, der auf dem Meeresgrund in eine lebende Perlmuschel gelangt, so sagt man ..., bildet den Ausgangspunkt eines jahrelangen Prozesses, bei dem die Muschel eine Perlmuttschicht nach der anderen um diesen Fremdkörper legt, bis schließlich die Perle in ihrer ganzen Größe und Schönheit entstanden ist. Sie liegt verborgen und unsichtbar in der Muschel auf dem Meeresboden, bis sie gefunden und durch eine Perlentaucherin ans Licht gebracht wird ..., und jede Frau darf die schönsten und passendsten aufgreifen und zum eigenen Schmuck gestalten. Ja genau: die Harmonie liegt im Auge der Betrachterin. Ob Perle, ob Jade, Gold oder Diamant, der Kreation in Trance den eigenen Schliff verleihen ...

Perlen ..., alte und neue, die sich vererben, durch die Generationen ... von Mutter an Tochter ... Wechseljahre, Wechsel der Zeiten. Manche gehen verloren, andere werden wiedergefunden ...

Die Erfahrung und das Wissen weitergeben ... Perlen, ob hochkarätig glänzend mit elegantem Lüster, ob matt oder bunt, klein oder groß, manche eher unscheinbar oder doch wie ein Tautropfen im Mauerblümchen? Ein echter Hingucker, ein Blickfang? In jedem Fall: genau hinsehen, um die Kostbarkeit und die Schönheit zu erkennen ..., aus einem Sandkorn entstanden, einem Fremdkörper im Muschelgrund ...

Nun möchte ich Sie einladen, sich vorzustellen, dass Sie einen nächsten Kontakt mit einer Klientin haben, und Sie wissen selbst am besten, wo das stattfindet, kennen die äußeren Bedingungen dort, und vielleicht sind Sie jetzt einerseits noch ein bisschen aufgeregt, wie Sie all das Neue aus der Hypnotherapie einbetten ... und die einzelnen neu gefundenen mit den schon vorhandenen Perlen zu einer neuen Komposition zusammenfügen ..., neugierig, was entstehen mag, und können andererseits jetzt schon die Vorfreude spüren, all das Wissen, das in Ihnen steckt, anzuwenden und ebenso das Vertrauen in sich selbst und in die eigenen Fähigkeiten, das Vertrauen in sich selbst ... Selbstvertrauen ... sich zu vertrauen ... sich zu trauen, Neues auszuprobieren so wie Scheherazade oder andere besondere Frauen. Immer wieder Neugier, Staunen, Ausprobieren, immer wieder und alles ist möglich ..., kein Richtig ... kein Falsch ..., nur erfahren ... ganz von selbst und dabei die vielfältigen Erfahrungen um die Entwicklungsprozesse Ihres Lebens immer in sich zu tragen ...

Und vielleicht gibt es einen kleinen Anker, den Sie in der Therapiesituation, in der Sie die meiste Zeit arbeiten, nutzen können. Das kann alles Mögliche sein ..., ein Anker für Ihre weiter wachsende Kompetenz als Hypnotherapeutin und um neugierig sein zu können ..., dass jetzt oder später wie von selbst ein rückwärtsgewandtes Vorwärtskommen oder ein vorwärtsgewandtes Rückwärtskommen sich als Dreh- und Angelpunkt anbieten wird, um zu suchen und zu finden ...

Wenn Sie damit in Kontakt sind, diesen Anker zu nutzen, den Zugang zu Ihren Kompetenzen zu haben, kann sich ganz leicht, schwerelos, das zufriedene Gefühl der Leichtigkeit mehr und mehr ausbreiten. Das Vertrauen haben: Es wird wie von selbst mehr werden ...

Exduktion

Und dann, wenn Sie möchten, sich ganz langsam auf die eigene Art und in Ihrem Tempo zurückorientieren, all das mitnehmen, was hilfreich ist, und den Rest einfach loslassen, vergessen. Das Vergessen vergessen und neugierig zu sein, wie es sich in der nächsten Zeit weiter entfalten wird, wenn Sie sich nach und nach wieder hier in den Raum zurückorientieren.

Literatur

Balint, M. (2001): Der Arzt, sein Patient und seine Krankheit. Stuttgart (Klett-Cotta), 10. Aufl.

Beaulieu, D. (2017): Impact-Techniken für die Psychotherapie. Heidelberg (Carl-Auer), 7. Aufl.

Benaguid, G. u. S. Schramm (2016): Hypnotherapie. Paderborn (Junfermann).

Brauchle, A. (1954): Hypnose und Autosuggestion. Stuttgart (Reclam), 11. Aufl.

Claudius, M. (1988): Der Mond ist aufgegangen. In: N. Linke (Hrsg.): Kein schöner Land … Das große Buch unserer beliebtesten Volkslieder. (Genehmigte Sonderausgabe). Niedernhausen/Tn. (Bassermann).

Drewermann, E. (1984): Das Eigentliche ist unsichtbar. Der kleine Prinz tiefenpsychologisch gedeutet. Freiburg (Herder).

Eck, A. (Hrsg.) (2016): Der erotische Raum. Fragen der weiblichen Sexualität in der Therapie. Heidelberg (Carl-Auer), 2. Aufl. 2018.

Ernsting, R. (2018): Kommunikation über Atmung und Stimme. *Deutsche Zeitschrift für zahnärztliche Hypnose* 2: 10.

Erickson, M. H. u. E. L. Rossi (2016): Hypnotherapie: Aufbau –Beispiele – Forschungen. (Leben Lernen 49). München (Klett-Cotta), 12. Aufl.

Grimm, J. (1857): Kinder und Hausmärchen (1. Bd.). Göttingen (Verlag der Dieterichschen Buchhandlung), 7. Aufl.

Grimm, J. u. W. Grimm (1984): Kinder- und Hausmärchen. Frankfurt (Insel).

Klippstein, H. (Hrsg.) (1994): Das Vergessen vergessen: hypnotherapeutische Gruppeninduktion nach Milton H. Erickson. Heidelberg (Carl-Auer), S. 19.

Lorenz-Wallacher, E. (2016) Schwangerschaft, Geburt, Hypnose. Hypnoaktive Geburtsvorbereitung. Heidelberg (Carl-Auer), 2. Aufl.

Martin, M. u. H. Walter (Hrsg.) (2013): Frauen in der Hypnose. *Hypnose-ZHH* 8 (1+2): 7–42.

Merl, H. (2018): Das Gesundheitsbild. Wien (Solution).

Petis de la Croix, F. (1993): Tausendundein Tag. Persische Märchen. Zürich (Manesse).

Pinkola Estés, C. (2012): Der Tanz der Großen Mutter. Von der Jugend des Alters und der Reife der Jugend. München (Heyne).

Revenstorf, D. u. B. Peter (Hrsg.) (2015): Hypnose in Psychotherapie, Psychosomatik und Medizin. Heidelberg (Springer), 3. Aufl.

Rode, B. S. (2014): Von Libellen, Schmetterlingen und dem Tanz auf dem Regenbogen: Jenseitsbotschaften von Eltern, Kindern und Geschwistern. Berlin (Ullstein).

Röhrich, L. (2001): Märchen und Wirklichkeit. Hohengehren (Schneider), 5. Aufl.

Scherf, W. (1986): Das Märchenpublikum. In: W. Solms u. C. Oberfeld (Hrsg.): Das selbstverständliche Wunder. Marburg (Hitzeroth), S. 190.

Schnell, M. (2013): Das verschwundene Selbst. Hypnotherapeutische Strategien zur Entwicklung von Autonomie und Vertrauen. *Hypnose-ZHH* 8 (1+2): 71–84.

Seemann, H. (2011): Mein Körper und ich – Freund oder Feind? Stuttgart (Klett-Cotta).

Seemann, H. (2018): Schmerzen – Notrufe aus dem Körper. Hypnosystemische Schmerztherapie. Stuttgart (Klett-Cotta).

Strich, C. (Hrsg.) (1987): Das große Märchenbuch. Zürich (Diogenes).

Wagner, J. (2017): Der verschlossene Raum. Beiläufige Prosa. München (Hanser).

Wilhelm-Gößling, C. (2019): Der Genug-Ort. In: C. Dürr, K. Fuhr, D. Revenstorf, C. Schweizer u. C. Wilhelm-Gößling (Hrsg.): Hypnotherapeutisches Depressions-Manual (HDT) der M.E.G. für Klinische Hypnose. Stuttgart (Kohlhammer).

Zeig, J. K. (2005): Einzelunterricht bei Erickson. Heidelberg (Carl-Auer), 2. Aufl.

Zeig, J. K. (2015): Hypnotische Induktionen. Heidelberg (Carl-Auer).

Über die Autorinnen

Hiltrud Bierbaum-Luttermann, Psychologische Psychotherapeutin, Kinder- und Jugendlichenpsychotherapeutin; Ausbildungen in Verhaltenstherapie, Kindertherapie, Impacttechniken, Klinische Hypnose (M. E. G.), NLP, EFT und EMI. Eigene Praxis in Berlin seit 1986; Stellvertretende Leitung der DGVT/KJP-Institutsambulanz Berlin und Leitung der Regionalstelle der Milton H. Erickson Gesellschaft für Klinische Hypnose e. V. (M. E. G.) für Kinderhypnotherapie, Vorstandsmitglied der M. E. G., Dozententätigkeit und Supervision für verschiedene Gesellschaften in Deutschland, Österreich und der Schweiz. Arbeitsschwerpunkte: Arbeit mit Kindern, Jugendlichen, Familien, Paaren und Erwachsenen; keine besonderen Schwerpunkte, was die Störungsbilder betrifft; Hypnotherapie und Impact-Techniken.

Kontakt: *bierlut@t-online.de*

Dagmar Bieselt, Diplom-Psychologin und Heilpraktikerin, Hypnotherapeutin in eigener Praxis in Klingenmünster; Seminarleiterin am Hypnose-Kollegium Dr. Stefan Ahlstich.

Kontakt: *www.bieselt-hypnose.de*

Betty Alice Erickson (1938–2019) erlernte bereits als Kind Hypnose von ihrem Vater, Milton H. Erickson, und fungierte über viele Jahre als seine Testperson. Sie war zunächst Lehrerin für psychisch kranke Erwachsene, setzte dann ihre Ausbildung in psychologischer Beratung fort und praktizierte danach privat. Sie lehrte weltweit Hypnose und ericksonsche Psychotherapie und verfasste eine Vielzahl von Veröffentlichungen in Büchern und Fachzeitschriften.

Ronja Ernsting, Staatlich geprüfte Atem-, Sprech- und Stimmlehrerin und Funktionale Stimmbildnerin; selbstständig in eigener Praxis für Atmung und Stimme in Minden; Dozentin und Referentin, Lehrauftrag an der Schule Schlaffhorst-Andersen in Bad Nenndorf für das Fach Einzel-Sprechen.

Kontakt: *www.ronjaernsting.de*

Anette Fahle, Diplom-Psychologin, Psychologische Psychotherapeutin, Kinder- und Jugendlichenpsychotherapeutin; Ambulanzleitung in einem Ausbildungsinstitut für Verhaltenstherapie (vfkv), Ausbilderin für Verhaltens- und Hypnotherapie (M. E. G.), tätig an der Ludwig-Maximilians-Universität München und in eigener Praxis.

Kontakt: *www.anette-fahle.de*

Elsbeth Freudenfeld, Dr. rer. soc., Diplom-Psychologin, Psychologische Psychotherapeutin; niedergelassene Verhaltenstherapeutin, Klinische Hypnose (M. E. G.); Ausbildungen in Gestalttherapie, Körpertherapie, Achtsamkeit; 1. Vorsitzende (2013–2019) und Ausbilderin der Milton Erickson Gesellschaft für Klinische Hypnose e. V. (M. E. G.), Leiterin der Tübinger Regionalstelle der M. E. G.; Forschung und Veröffentlichungen über Paarbeziehungen und Paartherapie.

Kontakt: *www.meg-tuebingen.de*

Reinhilde Freund, Pädagogin; Märchenerzählerin; Preisträgerin des Erzählfestivals in Baiersbronn/Schwarzwald; Seminare zur Arbeit mit Märchen.

Kontakt: *reinhilde.freund@online.de*

Martina Gross, Mag.a; klinische Psychologin, systemische Psychotherapeutin und Lehrtrainerin für Klinische Hypnose; in freier Praxis tätig; Gründerin des Hypno-Synstitut – Wien für Fort- und Weiterbildungen in den Bereichen Klinische Hypnose und hypnosystemische Konzepte; Lehrtätigkeit an verschiedenen Instituten im deutschsprachigen Raum.

Kontakt: *www.hypno-synstitut.at*

Anna Kaiser, Diplom-Psychologin, Psychologische Psychotherapeutin; Weiterbildungen: Verhaltenstherapie, Klärungsorientierter Psychotherapie, Klärungsorientiertem Coaching, Klinischer Hypnose (M. E. G.), Ego-State-Therapie; Supervisorin und Dozentin der M. E. G.- Regionalstelle Gelsenkirchen-Dortmund; Arbeitsschwerpunkte: stoffgebundene und Verhaltenssüchte sowie Persönlichkeitsakzentuierungen.

Kontakt: *www.annakaiser-therapie.de*

Anne M. Lang, Diplom-Psychologin, Psychologische Psychotherapeutin; Weiterbildungen: Verhaltenstherapie, Tiefenpsychologische Therapie, Systemische Therapie, Klinische Hypnose und Senior Coach

DGSF, BDP; Ausbilderin, Weiterbilderin der Deutschen Gesellschaft für Systemische Therapie, Familientherapie und Beratung (DGSF), der Milton Erickson Gesellschaft für Klinische Hypnose e. V. (M. E. G.) sowie der Psychotherapeutenkammern von Nordrhein-Westfalen und Rheinland-Pfalz; Leitung der AML Institut Systeme und des Milton Erickson Institut Bonn.

Kontakt: *www.institut-systeme.de*

Liz Lorenz-Wallacher, Diplom-Psychologin, Psychologische Psychotherapeutin; niedergelassen in eigener Praxis (Verhaltenstherapie); Leiterin der M. E. G.-Regionalstelle Saarbrücken; Entwicklung einer Seminarreihe zu Selbsthypnose und Persönlichkeitsentwicklung; Supervisorin und Dozentin in der VT-Approbationsausbildung; Organisation der 1. Frauen-Hypnotherapie-Tagung »Verändertes Bewusstsein« (1994); Konzeption »Hypnoaktive Geburtsvorbereitung« (1995); Organisation des 1. internationalen Kongresses »Schwangerschaft, Geburt und Hypnose« (1997).

Kontakt: *www.meg-saarbruecken.de*

Elvira Muffler, Diplom-Sozialpädagogin; Heilpraktikerin für Psychotherapie, Systemische Supervisorin, Psychoonkologin; Ausbilderin in der Milton Erickson Gesellschaft für Klinische Hypnose e. V. (M. E. G.) von 1997 bis 2019, Leitung der M.E.G.-Regionalstellen Frankfurt bis 2008 und Wandlitz bis 2019; Praxis für Supervision und Coaching in Berlin; seit 2020 fachliche Leitung einer Einrichtung in Wandlitz für Menschen mit Abhängigkeits- und psychischen Erkrankungen. Hypnosystemische Supervision und Seminare in Berlin und Wandlitz.

Kontakt: *www.elvira-muffler.de*

Frauke Niehue ist approbierte Psychotherapeutin in eigener Praxis und in der Personal- und Organisationsentwicklung tätig. Sie ist Dozentin an mehreren Universitäten, leitet gemeinsam mit Manfred Prior ein Ausbildungsinstitut und führt ein Portal für Hoch-und Höchstbegabung. Darüber hinaus ist sie Gründerin des Spenden- und Gemeinschaftsprojekts »Methodenschatz«, in dem renommierte KollegInnen kostenfrei Methoden zur Verfügung stellen und soziale Projekte unterstützen. Einen Überblick über Ihre Angebote findet man auf ihrer Webseite.

Kontakt: *www.frauke-niehues.net*

Maria Schnell, Diplom-Psychologin, Psychologische Psychotherapeutin; Weiterbildungen u. a.: Hypnotherapie (M. E. G.), systemische Paar- und Familientherapie, Verhaltenstherapie; Lehrbeauftragte und Supervisorin an mehreren Ausbildungsinstituten; Leiterin der M. E. G.-Regionalstelle Berlin (Institut für Klinische Hypnose und Ego-State-Therapie Berlin),
Kontakt: *www.ifhe-berlin.de*

Kerstin Schnurre, Dr. med. dent., Zahnärztin; Niederlassung im Landkreis Hannover mit Tätigkeitsschwerpunkt Behandlung von Patienten mit Ängsten/Phobien; Trainerin und Supervisorin für zahnärztliche Hypnose der Deutschen Gesellschaft für zahnärztliche Hypnose e. V. (DGZH); Ausbildungen: NLP-Master, EMDR, PEP, Akupunktur. Mitglied von »Ärzte ohne Grenzen« und »Dentists for Africa«, Arbeitseinsätze in Kenia (Niabondo, Kaserani, Nairobi, Kaplomboi); Vorstandsmitglied der Milton Erickson Gesellschaft für Klinische Hypnose e. V. (M. E. G.)
Kontakt: *www.hypnosezahnarzt-hannover.de*

Stefanie Schramm, Diplom-Psychologin, Psychologische Psychotherapeutin; Ausbildungen: Verhaltenstherapie, Systemische Therapie, klinische Hypnose (M. E. G.), Psychodynamisch Imaginative Traumatherapie (PITT), Krisenintervention und Notfallpsychologie; Kassensitz für Verhaltenstherapie; Vorstandsmitglied der Milton Erickson Gesellschaft für Klinische Hypnose e. V. (M. E. G.), von 2013–2019 Leiterin der M. E. G.-Regionalstelle Krefeld, von intakkt – Institut für individuelle psychologische Lösungen sowie Pecon Gesundheitsservice.
Kontakt: *www.intakkt.de*

Rosa Schuber, BSc., Psychotherapeutin; Praxis für Psychotherapie, Coaching, Supervison in Wien; Arbeitsschwerpunkte: Systemische Theraie, Klinische Hypnose nach Milton Erickson, Kinder- und Jugendlichenpsychotherapie, Paartherapie.
Kontakt: *www.schuber.net*

Cornelie Schweizer, Dr. rer. nat., Diplom-Psychologin; Weiterbildungen: Hypnotherapie (M. E. G.), systemische Paar- und Familientherapie und Supervision (IFW, SG); Ausbilderin der Milton Erickson Gesellschaft für Klinische Hypnose e. V. (M. E. G.) und in eigener Praxis; Mitautorin der S3-Leitlinie für tabakbezogene Störungen. Tätigkeit in der Erstaufnahmestelle Tübingen für traumatisierte Geflüchtete. Trainings bei ubf Tübingen in Stressmanagement, Kommunikation und Gesundheitsentwicklung.

Kontakt: *www.ccschweizer.de*

Hanne Seemann, Diplom-Psychologin, Psychologische Psychotherapeutin; private Praxis für Psychotherapie, Beratung, Coaching; Arbeitsschwerpunkte: psychosomatische Schmerzen und andere Störungen, Kopf- und Bauchschmerzen bei Kindern. Autorin, Referentin und Workshopleiterin.

Kontakt: *www.hanne-seemann.de*

Kathrin Stephan, Diplom-Pädagogin, Diplom-Psychologin, Psychologische Psychotherapeutin; Ausbildungen: Verhaltenstherapie, Klinische Hypnose (M. E. G.), Ego-State-Therapie, Somatic Experiencing, EMDR, Traumatherapie; arbeitet in Tübingen in eigener Praxis, teilweise unterstützt durch ein kleines, großartiges Team aus drei Katzen bestehend.

Kontakt: *www.psychotherapie-stephan.de*

Dorothea Thomaßen, Dr. med., Fachärztin für Chirurgie, traditionelle chinesische Medizin (Deutsche Ärztegesellschaft für Akupunktur); ausgebildet in medizinischer, klinischer und zahnärztlicher Hypnose; Trainerin und Supervisorin der Deutschen Gesellschaft für zahnärztliche Hypnose (DGZH); supervisionsberechtigt für die Milton Erickson Gesellschaft für Klinische Hypnose e. V. (M. E. G.); Arbeitsschwerpunkte: privatärztliche Praxis, Seminarleiung und Supervision, Chefredaktion der Deutschen Zeitschrift für Zahnärztliche Hypnose.

Kontakt: *dorothea.thomassen@hotmail.com*

Claudia Weinspach, Diplom-Psychologin, Psychologische Psychotherapeutin; Ausbildungen: Verhaltenstherapie, Gesprächs- und Körpertherapie, (systemische) Hypnotherapie; Kassensitz für Verhaltenstherapie in Münster, Leiterin des Fort- und Weiterbildungszentrums Rhein-Ruhr der Deutschen Gesellschaft für Hypnose (DGH) in Dortmund; Dozentin für Hypnose (DGH, M. E. G., MEF), Supervisorin für Verhaltenstherapie und Hypnose (PTK, DGH, ZAP), Lehrpraxis der Lehrinstitute Bad Salzuflen (ZAP GmbH) und Bochum (IPP); Arbeitsschwerpunkte: Psychotherapie und Coaching (Verhaltenstherapie und

Hypnose) in der Kassen- und Privatpraxis, Ausbilderin für Hypnose und Hypnotherapie.

Kontakt: *www.claudia-weinspach.de*

Claudia Wilhelm-Gößling, Dr. med., Fachärztin für Psychiatrie und Psychotherapie; Chefärztin der Klinik für Suchtmedizin und Psychotherapie, Klinikum Region Hannover in Wunstorf; Arbeitsschwerpunkte: Traumafolgestörungen, Psychodynamik und Supervision; umfangreiche Vortragstätigkeit; Autorin zahlreicher Fachartikel und Buchbeiträge; 2. Vorsitzende der Milton Erickson Gesellschaft für Klinische Hypnose e. V. (M. E. G.)

Kontakt: *Claudia.Wilhelm-Goessling@krh.eu*

Über die Herausgeberin

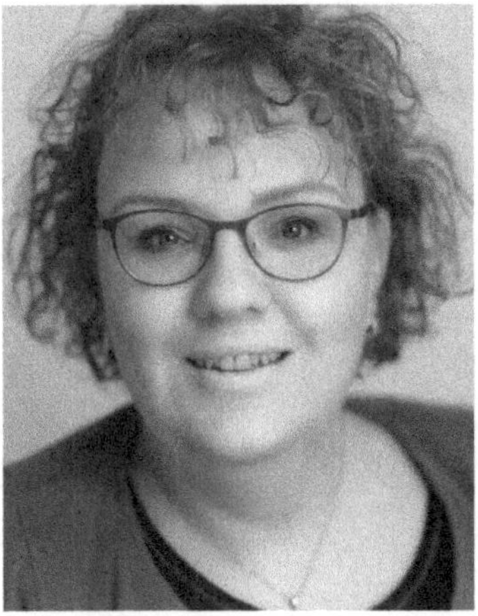

Ghita Benaguid, Diplom-Psychologin, Psychologische Psychotherapeutin; Ausbildungen: Verhaltenstherapie, Klinische Hypnose (M. E. G.), Psychodynamisch Imaginative Traumatherapie (PITT), Ego-State-Therapie, Auftrittscoaching und funktionale Stimmarbeit; Kassensitz für Verhaltenstherapie; Arbeitsschwerpunkte: Angstsymptome, Traumatherapie, psychogene Stimmstörungen, Auftrittscoaching; Leiterin der M. E. G.-Regionalstelle Bielefeld.

Kontakt: *www.meg-bielefeld.de*